인증제 대비를 위한 실전 훈련 다이어리

SMART
의료기관 인증제 워크북

나혜령 · 김나리 엮음

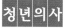

Contents

프롤로그

① 의료기관 인증제도를 소개합니다.

'의료기관 인증제도'는 [의료법 개정법률]에 근거하여 2011년 1월 24일부터 본격적으로 실시하게 되었습니다. 인증제도의 도입은 2004년부터 시행된 평가제의 문제점을 해소하고, 의료기관의 실질적인 의료서비스 품질 및 환자 안전을 향상시키는 데 목적이 있습니다. 인증을 받은 의료기관은 4년간 유효한 보건복지부 장관 명의의 인증서를 교부받게 되며, 인증결과는 인증원 홈페이지 등을 통해 공표됩니다. 또한 평가결과 및 인증등급을 활용하여 상급종합병원 지정, 전문병원 지정 등 행정적 · 재정적 지원을 받을 수 있습니다.

구분	기존평가제	인증제
평가방식	의무평가	자율인증제
대상기관	300병상 이상 병원만 해당	병원급으로 확대 (2013년 정신병원, 요양병원 인증신청 의무화)
인증기준	의료기간의 시설, 장비, 인력 등 구조적 측면에 집중	환자의 안전과 서비스 제공의 질과 과정 중시
결과 종합	자료분석기관(진흥원) 실무진이 판단	권위 있는 인증위원회에서 최종 판정
공표방식	평가대상 기관의 순위 공개	질적 수준에 따라 3개 등급 (인증, 조건부인증, 불인증)
인증주기	3년	4년
이의 제기 및 취소	이의 신청 과정 없음	• 이의 신청 과정 정비 • 인증 취소 조건 마련 (클릭)
인증마크	평가결과에 따른 별도의 표시 없음	인증서 교부 및 인증마크 사용
결과 홍보	보도자료 형태로만 배포	인증원 홈페이지에 인증결과, 인증주기 상시 게재 (소비자 알 권리 강화)
결과 활용	활용도 낮음	상급종합병원 지정, 전문병원 지정 등 평가결과와 인증등급 활용 ⇒ 행정적, 재정적 지원

의료기관 인증제도의 특징은 다음과 같습니다.

1) 환자안전 기준을 포함한 국제수준(ISQua)의 인증기준 마련
2) 추적조사를 이용한 조사방법의 신뢰성 확보
3) 조사인력의 전문성 · 객관성 강화
4) 맞춤형 결과 활용을 제공하여 인증정보의 활용도 제고
5) 의료기관의 질 향상을 지원하는 컨설팅 서비스 제공으로 파트너십 확보
6) 인증유효기간 중 의료기관 자체평가를 통해 자발적 · 지속적 의료서비스 질 향상

인증평가 신청절차입니다.

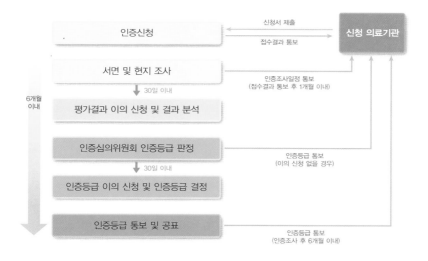

위의 절차로 신청이 끝나게 되면 병원의 규모에 따라 조사일정과 조사위원이 결정됩니다.

병상규모	1000병상 이상	1000병상 미만	500병상 이상	300~499병상	300병상 미만	~
조사일정	4일	4일	4일	3일	3일	3일
조사위원	6명	5명	4명	3명	3명	3명

인증기준의 분류체계입니다.

인증을 받기 위하여 인증기준을 충족하여야 하며, 특히 '안전보장 활동'의 환자안전, 직원안전 범주의 5개 기준은 필수적으로 충족되어야 합니다.

기본가치 측면	환자진료 측면	행정 및 지원 측면	성과관리 측면
1. 안전보장활동	3. 진료전달체계와 평가	8. 경영 및 조직 운영	13. 임상질지표
↓	↓	↓	
2. 지속적인 질 향상	4. 환자진료	9. 인적지원관리	
	↓	↓	
	5. 수술 및 마취진정관리	10. 감염관리	
	↓	↓	
	6. 약물관리	11. 안전한 시설 및 환경관리	
	↓	↓	
	7. 환자권리존중 및 보호	12. 의료정보관리	
⬇	⬇	⬇	⬇
I. 기본가치체계	II. 환자진료체계	III. 행정관리체계	IV. 성과관리체계

인증평가의 새로운 조사방법은 이렇게 구성됩니다.

추적조사 방법 : 개별 환자 추적조사 + 시스템 추적조사

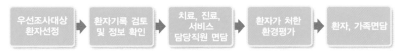

우선조사대상 환자선정 ▶ 환자기록 검토 및 정보 확인 ▶ 치료, 진료, 서비스 담당직원 면담 ▶ 환자가 처한 환경평가 ▶ 환자, 가족면담

▶ 개별환자 추적조사
내원 환자 중 우선조사대상을 무작위로 선택합니다. 의무기록을 확인하면서 환자 관점으로 진료 및 치료 경로를 따라 의료진과 환자의 대화, 기록검토 관찰을 통합해 나가는 역동적 조사 과정입니다.

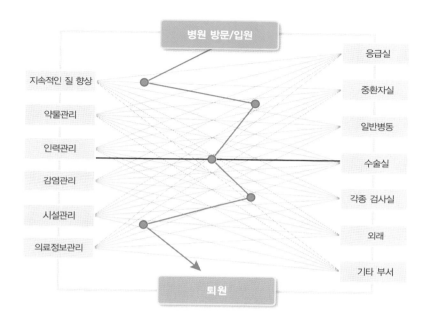

▶ 시스템 추적조사

의료기관 전체의 질 관리/환자안전에 대한 평가를 말하며 지속적인 질 향상, 감염관리, 약물관리, 시설관리, 의료정보관리 등을 포함합니다. 주로 의료기관 전체의 의료절차와 기능에 대한 집단토의를 통해 현장을 방문한 후, 관련 질문을 하게 됩니다.

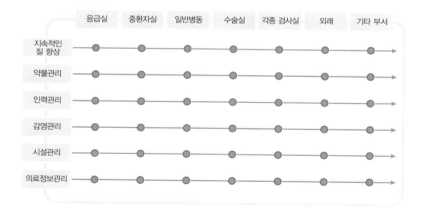

인증**등급**과 인증**주기**를 확인하세요.

의료기관에 대한 조사 및 평가결과에 따라 인증, 조건부인증, 불인증 3개 등급으로 분류됩니다.

- **인증** : 해당 의료기관이 모든 의료 서비스 제공 과정에서 환자의 안전보장과 적정 수준의 질을 달성하였음을 의미(인증기간: 4년)
- **조건부인증** : 질 향상을 위하여 노력하였으나 일부 영역에서 인증 수준에는 다소 못 미치는 기관으로서, 향후 부분적 노력을 통해 인증을 받을 수 있는 가능성이 있음을 의미(인증기간: 1년)
- **불인증** : 인증평가 결과, 의료기관의 의료 서비스 내용이 인증기준에 부합하지 않아 인증되지 않았음을 의미

인증은 4년 동안 유효하며 4년 후 다시 인증을 받아야 합니다(단, 조건부인증은 1년).

 인증마크는 이렇게 활용됩니다.

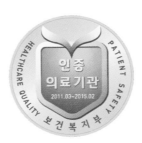

대상	활용
일반 대중	국민이 쉽게 이해할 수 있는 방식으로 인증정보(인증상태, 인증기간 등)를 상시적으로 웹 사이트에 공개
의료기관	당해 의료기관의 상세 질 정보와 기준정보를 벤치마킹 자료와 함께 제공
정부	인증결과를 질 향상 관련 다양한 지원정책의 토대로 활용함 예) 상급종합병원, 전문병원의 지정 등

조사 항목 관련 용어 설명

▶ **예시**

조사항목 (S, P, O)	조사방법	유형	조사결과		
1. 손 위생 수행을 위한 규정이 있다.(P)	DR	A	□유	□무	
2. 규정에 따라 올바른 손 위생을 수행한다.(P)	ST/IT	B	□상	□중	□하
3. 손 위생 수행을 돕기 위한 자원을 지원한다.(P)	ST/IT	B	□상	□중	□하
4. 손 위생을 증진하기 위한 활동을 수행한다.(P)	ST	C	□상	□중	□하

조사방법	용어설명
LI (Leadership Interview)	리더십 인터뷰
DR (Document Review)	규정(내규, 지침 등) 및 절차 검토
	근거 서류 및 관련 자료 검토
IT (Individual Tracer)	직원 면담조사
	환자(또는 보호자) 면담조사
	의무기록 검토
	관찰
ST (System Tracer)	지속적인 질 향상
	약물관리
	인사자격관리
	감염관리
	시설 및 환경안전
	의료정보관리

조사항목 (S, P, O)		지표설명
S	System	구조평가
P	Process	과정평가
O	Outcome	결과(성과)평가

유형	결과	수준
A		규정, 지침, 프로그램, 조직체계의 수립 및 수행 여부 (유/무 확인)
	유	체계가 수립되었다 또는 수행한다.
	무	체계가 없다 또는 수행되지 않는다.
B		개방교육, 숙지, 인지, 수행 정도를 확인 (상/중/하)
	상	대부분 수행 (위원회의 경우 정기적 수행) 또는 충족됨 (80% 이상 수행)
	중	가끔 수행 또는 충족됨 (30% 이상~80% 미만 수행)
	하	거의 수행 없음 또는 불충족 (30% 미만 수행)
C		규정, 지침, 절차, 프로그램 등에 의한 관리 및 개선 여부 평가
	상	관리되고, 필요시 개선활동이 이루어짐 (유지 포함)
	중	관리되고 있으나 개선활동이 없음 (지표결과 값에 하락이 있으나 개선활동이 없는 경우 포함)
	하	관리되지 않음

이러닝 과정 소개

▶ SMART! 의료기관 인증제 이러닝 과정을 소개합니다.

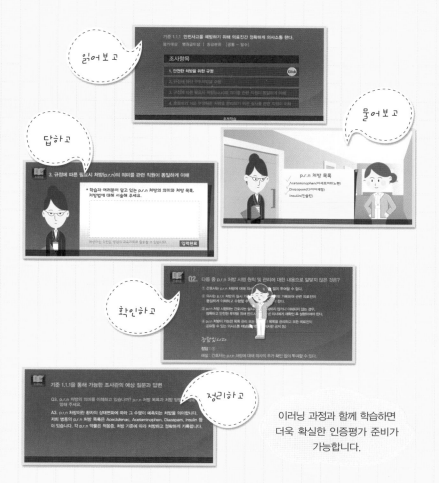

읽어보고

물어보고

답하고

확인하고

정리하고

이러닝 과정과 함께 학습하면
더욱 확실한 인증평가 준비가
가능합니다.

SMART! 의료기관 인증제 워크북,
🔍 이렇게 **활용**하세요

하나 SMART! 의료기관 인증제 e-learning 교육 과정과 함께 학습하세요.

본 워크북은 〈SMART! 의료기관 인증제 e-learning〉 교육 과정과 함께 학습하시면 훨씬 효과적입니다. 이러닝을 통해 인증제도와 인증기준에 대한 기본적인 학습을 마친 후, 워크북으로 꼭 기억해야 할 기준별 핵심내용을 복습해 보세요.
인증평가 완벽 대비는 물론, 임상에서 기본적으로 지켜야 할 수행지침을 다시 한 번 점검할 수 있답니다.

둘 인증기준을 꼼꼼하게 읽어 보세요.

인증기준별로 준비해야 할 내용이 다양합니다. 조사관이 규정과 지침이 올바르게 준비되었는지, 규정대로 잘 수행하고 있는지 여부를 확인할 때 당황하지 않아야 하겠죠?
기준별 조사항목과 조사방법, 유형을 확인한 후 본 기준에서 꼭 알아야 할 핵심내용을 꼼꼼하게 살펴보세요. 기준마다 반드시 숙지해야 할 내용만을 엄선해 실었습니다.

셋 우리 병원의 규정과 지침을 붙여 보세요.

인증평가에서는 각 의료기관의 규정과 지침을 "규정대로", "지침대로" 잘 수행하고 있는지를 점검합니다. 따라서 가장 먼저 우리 병원의 규정과 지침을 확인하고 숙지하는 것이 중요합니다.
우리 병원의 인증기준별 규정과 지침을 확인하고, 워크북에 붙여 보세요. 언제 어디서나 손쉽게 확인할 수 있어, 준비하는 마음이 든든하답니다.

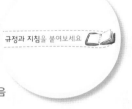

넷 조사원의 질문에 직접 대답해 보세요.

어떤 질문을 할까? 어떻게 대답해야 할까? 고민하지 마세요.
실제 인증 조사위원의 질문을 위주로 기준별 Q&A를 구성하였습니다. 우리 병원의 규정과 지침을 잘 기억하면서 대답해 보세요. 질문마다 조사관이 제시하는 tip을 확인하시면 보다 쉽게 대답할 수 있답니다.

다섯 이슈&이슈 코너에서 기준과 관련된 의료계 핫뉴스를 만나 보세요.

말랑말랑 살아 있는 공부가 찾아갑니다. 관련된 최신 뉴스를 읽어 보면서 머리도 식히고, 인증기준을 현장에 어떻게 적용할 수 있을지 생각해 보세요.

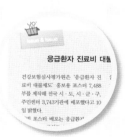

응급환자 진료비 대불

건강보험심사평가원은 '응급환자 진료비 대불제도' 홍보용 포스터 7,488부를 제작해 전국 시·도·군·구, 주민센터 3,743기관에 배포했다고 10일 밝혔다.
'버 포스터 배포는 응급환자'

친구들을 소개합니다

최명석 조사위원
의사 출신의 인증평가단 베테랑 조사위원으로, 부드러운 카리스마 속에 번뜩이는 냉철함이 숨어 있다.

안전해 조사위원
인증평가단의 떠오르는 샛별, 현직 간호사로 병원 곳곳의 취약지역을 귀신같이 찾아내어 평가 대상 병원을 두려움에 떨게 만든다.

나예분 간호사
병원의 모든 것이 낯설기만 한 신규 간호사. 호기심도 많고 궁금한 것도 많아 선생님들을 귀찮게 한다. 처음으로 경험하게 되는 "의료기관 인증평가"에서 나예분 간호사는 어떤 활약을 펼치게 될까?

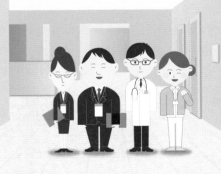

친구들과 함께 하는
즐거운 인증제 여행!

Go! Go! Go!

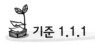

기준 1.1.1

안전사고를 예방하기 위해 의료진 간 정확하게 의사소통한다. 필수

조사항목 (S, P, O)	조사방법	유형	조사결과
1. 안전한 처방을 위한 *규정이 있다.(S)	DR	A	□유 □무
2. 규정에 따라 구두처방을 수행한다.(P)	IT	B	□상 □중 □하
3. 규정에 따른 필요시 처방(p, r, n)의 의미를 관련 직원이 동일하게 이해한다.(P)	IT	B	□상 □중 □하
4. 혼동하기 쉬운 부정확한 처방을 관리하기 위한 절차를 관련 직원이 이해한다.(P)	IT	B	□상 □중 □하

기준 1.1.1은 안전사고를 예방하기 위한 안전한 처방 규정과 이에 따른 처방 수행이 직원들 간에 정확히 수행되는지 확인하는 조사항목입니다.

우선 **안전한 처방 규정**을 마련해야 하며 이에 포함해야 할 내용은 다음과 같습니다.

- 환자확인 요소 : 등록번호, 이름, 생년월일 등 2가지 이상의 정보로 환자를 확인하는 절차

- 처방의 필수 요소
  ※ 정확한 대상자, 투여약품, 약품명, 용량, 투여경로, 투여시간 혹은 빈도, 처방의, 처방과 등의 정보 기록.

- 필요시 처방(p.r.n)과 같은 약물 사용 적응증, 시기 등의 이해가 필요한 경우
  ※ 필요시 처방(p.r.n) 실시 기준과 필요시 처방(p.r.n) 가능 약품과 예외 약품 목록을 마련해야하며 이 내용을 공유할 수 있는 방법을 직원들이 알고 있어야 함.

- 혼동하기 쉬운 부정확한 처방에 대한 절차
  ※ 수기처방 시 알아볼 수 없는 글씨나 전자처방의 경우 처방의 의미가 명확하지 않은 경우는 처방의에게 재확인하는 절차를 마련해야 함. 또한 유사 코드나 유사 이름의 약물인 경우 이에 대한 목록을 마련, 관리해야 하며 직원들이 이를 숙지하여 병원에서 정한 절차에 따라 수행해야 함.

- 구두 또는 전화처방의 절차
  ※ 정확한 환자확인 절차를 포함(등록번호로 확인이 어려운 경우 별도의 확인 방식을 마련해야 함).
  ※ 절차는 받아적기(쓰기, written down) ⇒ 되읽어 확인하기(읽기, read back) ⇒ 처방의가 재확인하기 ⇒ 처방의는 24시간 이내에 수기처방 내기.
  ※ 구두 또는 전화처방은 수술/시술 및 응급상황 등과 같이 처방이 불가능한 제한된 상황에서만 수행.

구두 혹은 전화처방 절차를 말해 주십시오.

tip   병원규정 혹은 업무지침에 따른 구두 혹은 전화처방 가능 상황, 수행절차를 기억하세요!

 p.r.n 처방은 어떤 경우에 발생하고 이에 대해 어떻게 수행하십니까?

tip   병원규정 혹은 업무지침에 따른 p.r.n 처방 시행 원칙, 처방 가능 약물, p.r.n 처방 가능 약물 목록 공유 방법을 기억하세요!

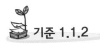

기준 1.1.2

안전사고를 예방하기 위해 수술이나 침습적 시술을 정확하게 수행한다.

조사항목 (S, P, O)	조사방법	유형	조사결과
1. 정확한 수술/시술명, 정확한 환자확인, 정확한 수술/시술 부위 확인을 위한 규정이 있다.(S)	DR	A	□유 □무
2. 환자 참여하에 수술/시술 부위를 표시한다.(P)	IT	B	□상 □중 □하
3. 규정에 따라 수술/시술 전 확인을 수행한다.(P)	IT	B	□상 □중 □하

기준 1.1.2는 안전사고를 예방하기 위한 안전한 수술이나 침습적 시술에 대한 규정이 있고 그 기준과 절차에 따라 수술 및 침습적 시술이 수행되는지 확인하는 조사항목입니다.

우선 **정확한 수술/시술명, 정확한 환자확인, 정확한 수술/시술 부위 확인을 위한 규정**을 마련해야 하며 이에 포함해야 할 내용은 다음과 같습니다.

- 수술/시술 표지방법, 표지대상, 표지시행자
  - ※ 수술/시술 표지대상은 좌/우 구분이 되는 부위, 다중구조(손가락, 발가락), 다중수준(척추) 등이 대상.
  - ※ 수술/시술 표지방법은 병원 규정에 따르나 일반적으로 지워지지 않는 펜을 이용하여 수술 부위나 절개 부위에 "O"로 표지(신생아의 경우, 영구문신이 될 수 있으므로 신체 그림에 표시하여 부착).
  - ※ 표지시행자는 병원 규정에 따르며 수술/시술 부위 표지 시에 담당 의사는 의식이 명료한 환자 또는 법적 대리인에게 수술 전 진단명, 예정 수술명, 수술 부위를 설명하고 수술 부위를 표지.

- 수술/시술 표지 제외대상
  - ※ 제왕절개, 심장수술과 같은 단일 장기에 대한 수술/시술 등.

- 수술/시술 전 확인절차
  - ※ 병동에서 환자를 수술실로 보내기 전 확인과 수술실 입구에서의 환자 인계 시 확인절차가 포함되고 이때 동의서, 수술 스케줄, 영상검사, 의무기록 등을 이용하여 체크 리스트를 통한 확인절차를 마련해야 함.

- 수술/시술 시작 직전 확인절차
  - ※ 수술 전(마취 전 또는 피부절개 전)에 참여하는 의료진(수술집도의, 마취의, 순환간호사, 마취 간호사 등)에 의한 정확한 환자, 수술/시술명, 수술/시술 부위에 대한 확인.

- 환자가 무의식 상태가 아니라면 위의 과정에 환자를 참여시켜야 함.
  - ※ 환자가 의식이 있는 경우 전 과정에 환자와의 의사소통을 통해 확인.

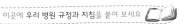

Q 수술 부위 표지대상의 기준과 표지방법을 설명해 주십시오.

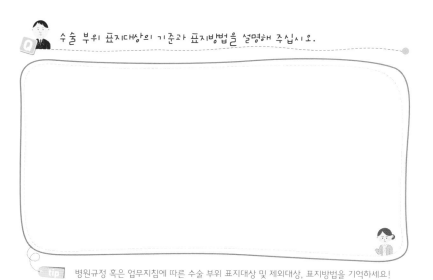

tip 병원규정 혹은 업무지침에 따른 수술 부위 표지대상 및 제외대상, 표지방법을 기억하세요!

Q 환자 수술/시술 전 확인 내용을 말씀해 주세요.

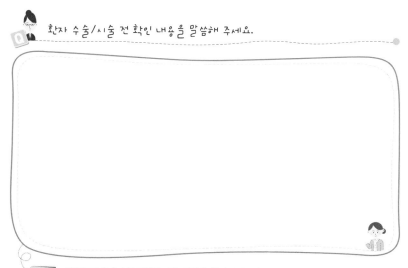

tip 병원규정 혹은 업무지침에 따른 정확한 환자, 수술/시술명, 수술 부위 표지 확인방법, 환자 이동 단계별 확인절차, 확인 시 활용되는 자료의 종류도 기억하세요!

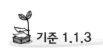

기준 1.1.3

환자 안전을 위해 낙상예방활동을 수행한다. [공통 필수]

조사항목 (S, P, O)	조사방법	유형	조사결과
1. 낙상예방을 위한 *규정이 있다.(S)	DR	A	□유 □무
2. 낙상위험도 평가도구를 이용하여 환자평가를 수행한다.(P)	IT	B	□상 □중 □하
3. 낙상위험도 평가결과에 따라 고위험환자에 대한 낙상예방활동을 수행한다.(P)	IT	B	□상 □중 □하

기준 1.1.3은 환자 안전을 위한 낙상예방활동에 대한 규정이 있고 그 기준과 절차에 따라 낙상위험도 평가도구를 활용한 낙상위험도 평가가 이루어지며 그 결과에 따라 낙상 고위험환자에게 낙상예방활동을 정확히 수행하는지 확인하는 조사항목입니다.

이를 위해선 **낙상예방활동을 위한 규정**을 마련해야 하며 이에 포함해야 할 내용은 다음과 같습니다.

- 낙상위험도 평가도구, 평가주기
  ※ 병원의 규정이나 업무지침에 따라 신뢰도와 타당도가 입증된 평가도구를 사용(예 : Morse Fall Scale 등)하여 평가하며 낙상위험도 평가도구는 모든 입원 환자를 대상으로 사용해야 함. 낙상점수 합계가 평가도구에서 기준으로 하는 일정 점수 이상일 때 낙상예방대책을 수립하여 중재하고 재평가가 이루어져야 함.

- 낙상 고위험환자 분류 기준
  ※ 병원에서 사용하는 낙상평가도구의 기준에 따름.
  ※ Morse Fall Scale의 경우 6세 이상 성인 : Morse Fall Scale 51점 이상이 고위험환자.

- 위험도 평가결과에 따른 고위험환자의 낙상예방활동
  ※ 병원에서 사용하는 낙상평가도구에 의해 낙상 고위험환자로 지정된 경우, 낙상예방활동 업무지침에 따라 수행, 기록하고 평가주기에 따라 재평가함.
  ※ 대표적 낙상예방활동 : 낙상예방표지판 부착, 환자 이송 시 직원이 동행하여 낙상예방, 침상의 안전바를 올려놓도록 교육, 오랜 침상안정 후 처음 보행 시 보행기 이용, 필요시 안경, 보청기, 보행보조기구를 이용하도록 권장.

Q 낙상고위험환자의 예방활동을 어떻게 하십니까?

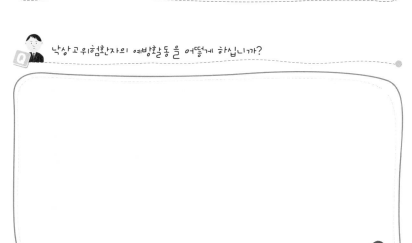

> tip 병원규정 혹은 업무지침에 따른 낙상평가도구 고위험 기준, 예방활동 등을 기억하세요!

Q 환자가 입원하면 어떤 낙상평가도구를 사용하고 적용하십니까?

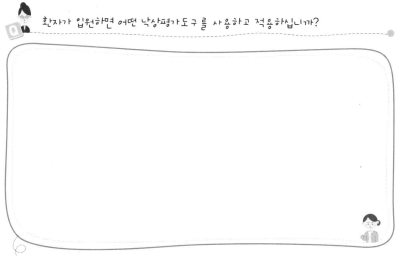

> tip 병원규정 및 업무지침에서 제시한 낙상평가도구, 적용기준, 평가주기 등을 기억하세요!

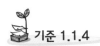

기준 1.1.4

의료 관련 감염을 예방하기 위해 손 위생을 철저히 수행한다.

조사항목 (S, P, O)	조사방법	유형	조사결과
1. 손 위생 수행을 위한 규정이 있다.(S)	DR	A	□유 □무
2. 규정에 따라 올바른 손 위생을 수행한다.(P)	ST/IT	B	□상 □중 □하
3. 손 위생 수행을 돕기 위한 자원을 지원한다.(P)	ST/IT	B	□상 □중 □하
4. 손 위생을 증진하기 위한 활동을 수행한다.(P)	ST	C	□상 □중 □하

기준 1.1.4는 의료 관련 감염을 예방하기 위해 손 위생 수행을 위한 규정이 마련되어 있고 병원에서 정한 손 위생 수행 활동이 직원들에 의해 잘 지켜지고 있는지 확인하는 조사항목입니다.

이를 위해선 세계보건기구(WHO), 미국 질병관리본부(CDC), 공인된 감염 관련 학회 등에서 제시하는 지침을 참고로 한 **손 위생 수행을 위한 규정**을 마련해야 하며 이에 포함해야 할 내용은 다음과 같습니다.

- 손 위생 수행시점
    - ※ 일반적으로 손 위생은 투약 시, 수술/시술 전·후, 청결/무균 처치 전, 체액/분비물에 노출될 위험이 있는 행위를 하고 난 후에 이루어져야 함.
    - ※ 이외에 손 위생 수행방법이나 세부시행규칙은 각 병원에서 정한 기준에 따름.

- 청결/무균 처치 시 손 위생
    - ※ 점막접촉 : 구강간호, 치과 치료 등
    - ※ 피부 통합성이 손상된 부위에 대한 치료 : 상처 드레싱 등
    - ※ 침습적인 시술 : 정맥천자, 카테터 삽입 등
    - ※ 폐쇄된 시스템을 유지해야 하는 의료기기의 개방 : 흉관 배액관, 인공호흡기 등의 개방 시

- 손 위생 수행방법
    - ※ 장갑을 착용하기 전·후에도 손 씻기를 수행해야 함.
    - ※ 비누와 물을 이용한 손 씻기 방법과 알코올 젤을 이용한 손 씻기 방법을 수행할 수 있어야 함.

- 손 위생 수행을 위해 필요한 자원이 구비되어야 함 : 예) 침상마다, 병실 입구마다 퍼프형 알코올 젤 비치

- 손 위생 증진을 돕기 위한 활동 : 손 위생 포스터, 손 위생 관련 행사, 손 위생 수행도 조사, 손소독제 사용량 조사 중 1가지 이상을 시행한 경우에 해당.

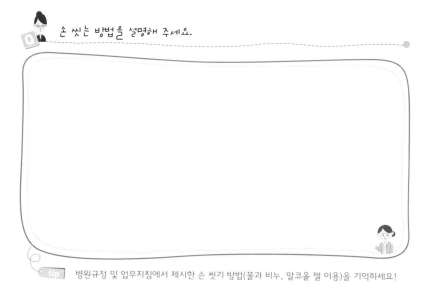

손 위생은 언제 수행하십니까?

tip 병원규정 혹은 업무지침에 따른 손 위생 수행 기준을 기억하세요!

손 씻는 방법을 설명해 주세요.

tip 병원규정 및 업무지침에서 제시한 손 씻기 방법(물과 비누, 알코올 젤 이용)을 기억하세요!

기준 1.2

직원건강과 의료 관련 감염을 예방할 수 있는 직원안전 ~~공통~~ ~~필수~~
관리활동을 설계하고 수행한다.

조사항목 (S, P, O)	조사방법	유형	조사결과	
1. 직원건강과 직원안전 관리활동에 대한 절차가 있다.(S)	ST	A	□유	□무
2. 직원건강과 직원안전 관리활동을 계획한다.(S)	ST	A	□유	□무
3. 계획에 따라 직원의 건강과 직원안전 관리활동을 수행한다.(P)	ST	A	□유	□무
4. 직원의 업무 중 감염노출 시 보고체계가 있다.(S)	ST	A	□유	□무
5. 직원감염노출 발생 및 처리결과를 경영진에게 보고한다.(P)	LI	A	□유	□무

기준 1.2는 직원건강관리에 대한 요구 파악, 직원의 건강 유지와 감염성 질환 전파위험 최소화를 위해 감염성 질환에 노출된 직원을 조사, 상담, 추후 관리하는 활동의 수행 여부를 확인하는 조사항목입니다.

이를 위해선 **직원건강과 직원안전 관리활동에 대한 절차**를 마련해야 하며 이에 포함해야 할 내용은 다음과 같습니다.

- 직원의 예방접종 : 혈액매개 감염질환과 공기매개 감염질환을 예방하기 위한 접종을 계획, 실시, 관리해야 함(예 : B형 간염, A형 간염, 인플루엔자 등).

- 부서배치 시 고려해야 할 사전 건강검진 및 정기검진 : 신규 직원과 재직 직원으로 구분하여 병원의 규정에 따라 건강검진 시기, 항목, 결과 보고, 추후 관리 및 평가 등을 계획, 수행해야 함.

- 주사침 자상 등을 포함한 업무상 재해 : 병원의 규정에 따라 주사침 찔림 사고 등 업무상 재해 발생 시 응급처치, 보고, 추후 관리를 수행해야 함.

- 유해물질 및 유해환경 관리 : 의료폐기물 관리 규정, 방사선 안전관리 규정, 유해 화학물질 안전관리 규정 등을 마련해야 하고 관련된 부서 직원 전원이 숙지, 실제 업무에 적용할 수 있어야 함.

- 전염성 질환에 노출된 직원에 대한 예방 및 관리 : 응급처치, 보고, 추후 관리 절차를 마련하여 전염성 질환에 노출된 직원을 관련 규정에 따라 관리해야 함.

- 직원의 건강 및 직원안전문제 발생 시 제공하게 되는 치료와 보고 절차

- 직원의 안전 및 보건 유지·증진 : 신체적 피로 및 정신적 스트레스 등으로 인한 건강장애 예방, 직장 내 폭언 및 폭행 금지, 직장 내 성희롱 금지 등을 주요 내용으로 하는 직원의 안전, 보건 유지를 위한 교육 등의 활동을 계획, 수행해야 함.

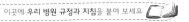
이곳에 우리 병원 규정과 지침을 붙여 보세요

감염사고 노출 예방을 위한 안전수칙을 말씀해 주세요.

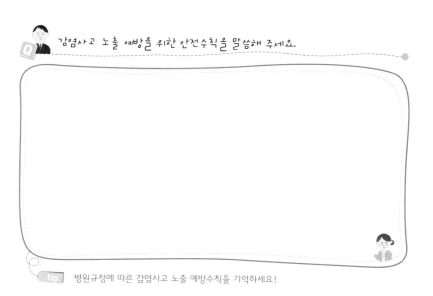

tip 병원규정에 따른 감염사고 노출 예방수칙을 기억하세요!

업무 중 재해 발생 시 어떻게 대처하시나요?

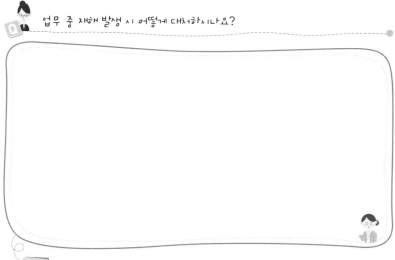

tip 병원규정에서 제시한 업무 중 재해 발생 시 응급처치, 보고, 추후 관리 절차를 기억하세요!

기준 1.3.1

화재의 위험으로부터 환자, 직원 및 방문객을 보호할 수 있는
화재안전관리 활동을 설계하고 수행한다.

조사항목 (S, P, O)	조사방법	유형	조사결과		
1. 화재안전관리 활동계획이 있다.(S)	ST	A	□유 □무		
2. 활동계획에 의해 화재 예방점검이 이루어진다.(P)	ST	B	□상 □중 □하		
3. 직원은 소방안전에 대해 교육을 받고, 그 내용을 이해한다.(P)	IT	B	□상 □중 □하		
4. 금연에 대한 규정이 있다.(S)	ST	A	□유 □무		
5. 금연규정을 준수한다.(P)	ST	B	□상 □중 □하		

기준 1.3.1은 화재안전관리 활동계획에 따른 예방점검활동과 금연규정에 따른 준수 정도를 파악하고 직원들이 받은 소방안전교육에 따라 화재 발생 시 대처방법을 잘 수행하는지 여부를 확인하는 조사항목입니다.

이를 위해선 **화재안전관리 활동계획과 예방점검**을 마련해야 하며 이에 포함해야 할 내용은 다음과 같습니다.

화재안전관리 활동계획

- 화재예방을 위한 자체점검 계획과 소방대상물별 소방시설 점검 및 정비 계획
  ※ 화재안전관리 주관부서에서 계획을 수립하고 그에 따른 점검, 정비를 수행.
- 신고체계, 직원의 업무분담
  ※ 화재 발생 시 신고체계, 직원 각자의 업무분장표를 마련해 이를 숙지, 수행해야 함.
- 피난계획 : 피난층 위치, 안전구획 위치, 피난시설의 위치와 피난경로 설정
  ※ 병원에서 지정한 피난층, 안전구획, 피난시설의 위치와 피난경로를 숙지하고 화재의 유형이나 규모에 따른 피난계획을 숙지, 수행해야 함. 대피경로는 부서별로 게시하여 환자 및 직원이 알 수 있도록 함.
- 환자 및 직원 등의 대피장소에 대한 배치계획
- 환자 유형별 대피계획 및 환자후송 계획
  ※ 소아 환자, 부축이 필요한 환자, 혼자 거동이 가능한 환자 등 환자의 유형별 대피방법 및 중환자의 후송계획을 숙지해야 함.

화재예방점검

- 유도등, 대피경로, 안내표지판, 대피로 및 비상탈출구, 비상전원감지 스위치 등의 작동 확인
- 대피로에 린넨 보관, 쓰레기통, 의료기기, 스트레쳐 등 불필요한 장애물이 없는지 확인
- 평소 사용하지 않는 비상구를 방문하여 비상시 내부에서 개방이 가능한지 확인 등

Q 소방안전교육 은 언제, 어떤 내용으로 받으셨습니까?

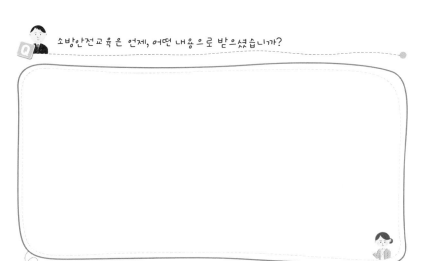

병원에서 받으셨던 소방안전교육 시기, 내용(예 : 소화기 사용방법, 대피방법 등)을 기억하세요!

Q 부서에서 화재 발생 시 어떻게 대처하십니까?

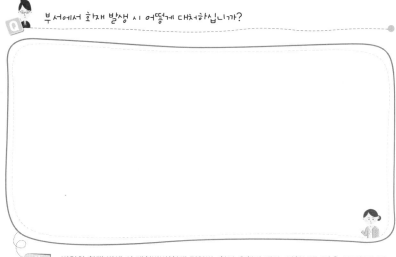

병원의 화재 발생 시 대처방법(화재 진압법, 환자 유형별 대피, 역할분담 등)을 기억하세요!

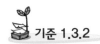
기준 1.3.2

의료기기의 예방점검과 유지관리 활동에 대한 계획을 설계하고,
수행한다.

조사항목 (S, P, O)	조사방법	유형	조사결과		
1. 의료기기의 안전관리 규정이 있다.(S)	ST	A	□유 □무		
2. 의료기기의 예방점검, 유지관리 활동계획이 있다.(S)	ST	A	□유 □무		
3. 활동계획에 따라 의료기기를 예방점검, 유지관리한다.(P)	IT	B	□상	□중	□하
4. 고위험의료기기의 목록이 있다.(S)	ST	A	□유 □무		
5. 고위험의료기기는 정기적으로 예방점검한다.(P)	IT	B	□상	□중	□하

기준 1.3.2는 병원의 의료기기 안전관리 규정에 따라 의료기기의 예방점검 및 유지관리 활동이
수행되고, 고위험의료기기 목록을 정하여 정기적으로 예방 점검하는지 확인하는 조사항목입니다.

이를 위해선 **의료기기의 안전관리 규정**을 마련해야 하며, 이에 포함해야 할 내용은 다음과 같습
니다.

- 의료기기 안전관리 담당자의 선정 및 책임
- 의료기기 사용자 교육 : 사용법, 취급 주의사항, 일상점검 등
  ※ 의료기기 사용자 교육 주관부서의 의료기기 사용자 교육 계획에 따라 사용법, 취급 주의사
    항 등을 교육.
- 의료기기 예방점검
  ※ 병원의 규정에 따라 의료기기의 등급에 맞는 기기별 예방점검 주기에 맞춰 예방점검을 실시
- 의료기기 회수절차 : 정해진 규정 및 절차에 따라 실시
- 의료기기에 의한 부작용 및 안전 관련 사건/사고의 보고
  ※ 의료기기 안전 관련 사건/사고 발생 시 병원의 규정에 따라 보고절차를 밟고 그에 맞는 응
    급처치 및 추후관리를 받음.
- 고위험의료기기 관리 등
  ※ 예를 들면 체외막 산소화기계, 지속적 신대체요법, 제세동기, 인공호흡기 등을 고위험의료
    기기 목록에 포함시켜 관리.

의료기기 예방점검, 유지관리 활동계획

- 의료기기 예방점검 시행, 점검 후 조치 여부, 회수관리 등
  ※ 의료기기의 등급에 따라 의료기기를 구분하여 예방점검을 계획한 후 실시. 예를 들면 저위
    험의료기기는 기기 보유 부서에서 예방점검 주기에 따라 점검표를 이용하여 확인.

부서에 비치된 고위험의료기기의 종류와 예방점검 방법을 말씀해 보세요.

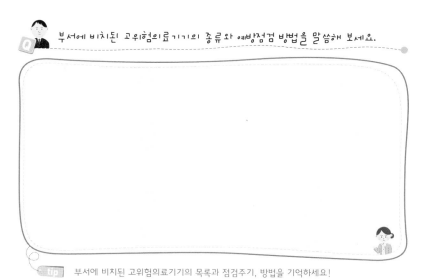

tip 부서에 비치된 고위험의료기기의 목록과 점검주기, 방법을 기억하세요!

의료기기 사용자 교육은 어떻게 받고 계십니까?

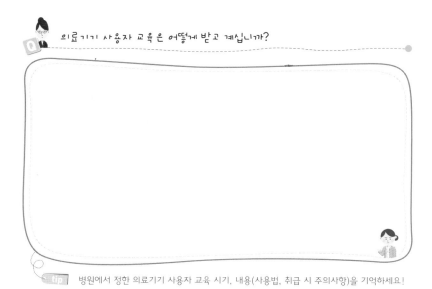

tip 병원에서 정한 의료기기 사용자 교육 시기, 내용(사용법, 취급 시 주의사항)을 기억하세요!

기준 2. 3

환자안전 보고체계에 따라 환자안전활동을 수행한다.

조사항목 (S, P, O)	조사방법	유형	조사결과
1. 의료기관 차원의 환자안전 보고체계가 있다.(S)	ST	A	□유 □무
2. 직원은 환자안전 보고절차에 따라 보고한다.(P)	ST	A	□유 □무

기준 2.3은 의료기관 차원의 환자안전 보고체계가 마련되어 있고, 직원이 그 절차에 따라 환자안전사고 발생 시 보고되고 있는지 확인하는 조사항목입니다.

이를 위해선 **환자안전 보고체계**를 마련해야 하며 이에 포함해야 할 내용은 다음과 같습니다.

● 환자안전 보고체계에 포함되는 내용

  ※ 환자안전사고 종류
    – 수술/시술 관련 : 잘못된 부위, 감염, 합병증, 마취관련, (비)술기적 오류, 낙상
    – 의약품 오류 : 보관, 처방, 조제, 투약, 모니터링
    – 혈액 관련 : 혈액보관, 수혈, 혈액반납, 혈액폐기 등
    – 검사/치료 관련 오류 : 진단, 처치, 검사 오류, 지연된 치료, 억제대 관련, 식이 관련
    – 보안 : 자해 및 자살, 탈원, 폭행 · 강간 · 살인
    – 환경 관련 오류 : 화재, 시설물, 폐기물, (비)의료장비, 비품 관련, 화상
    – 산 · 소아 관련 : 산모 관련, 신생아 · 소아 관련

  ※ 환자안전사고 발생 시 해당 직원은 병원의 환자안전사고 보고절차에 따라, 발생원인, 결과, 사건처리 내용을 육하원칙에 따라 보고하며, 환자안전사고 관리 주관 업무 부서에서는 이를 접수 후 규정에 따라 처리절차를 밟는다.

● 환자안전 보고절차는 전 직원들에게 공지해 안전사고 발생 시 절차에 따라 보고해야 함.

Q 환자안전사고에는 어떤 것이 포함됩니까?

tip 환자안전사고의 종류를 기억하세요!

Q 환자안전사고 발생 시 어떤 절차에 따라 처리하십니까?

tip 병원의 환자안전사고 발생 시 처리절차와 규정을 기억하세요!

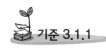
기준 3.1.1

입원수속에 대한 절차를 갖추고 있다.

조사항목 (S, P, O)	조사방법	유형	조사결과
1. 입원수속 절차가 있다.(S)	DR	A	□유 □무
2. 입원수속 담당 직원은 절차를 준수한다.(P)	IT	B	□상 □중 □하
3. 입원순서 배정절차에 따라 입실관리를 한다.(P)	IT	B	□상 □중 □하
4. 입원이 지연되는 환자 관리 절차를 준수한다.(P)	IT	B	□상 □중 □하
5. 입원 시 환자에게 입원생활 안내와 진료비용에 대한 내용을 설명한다.(P)	IT	B	□상 □중 □하

기준 3.1.1은 입원수속 절차를 직원들이 숙지하고 이에 따라 입원수속 및 순서 배정 업무를 수행하며, 입원생활 안내와 진료비용에 대한 설명과 입원 지연환자를 절차에 따라 관리하는지 확인하는 조사항목입니다.

입원수속 절차는 병원에서 마련한 규정 및 절차 따라 이루어져야 하는데 일반적인 입원수속 절차는 다음과 같습니다.

- 입원수속 절차(예시)

  ※ 당일입원

  외래진료 ➡ 입원결정서 작성 ➡ 입/퇴원계(1층 원무과)에 제출 ➡ 입원실 배정

  ※ 입원예약자

  예약일 보호자와 병원 내원(보험카드, 진찰권 지참) ➡ 입원수속(입·퇴원 창구에서) ➡ 입원실 배정
  (입원 예약은 일반적으로 수술 1~2일 전 진료 후 예약)

- **입원순서 배정절차**는 환자의 긴급성에 따라 우선적으로 병상을 배정하는 과정으로, 병원의 내부 상황에 따라서 정한 순서입니다.

  ※ 입원 우선순위(예시)
  ① 응급수술을 요하는 환자   ② 수술 예약환자
  ③ 응급실에 대기 중인 환자   ④ 응급실 대기환자
  ⑤ 외래환자 중 중증환자   ⑥ 접수순서에 의한 환자

- **입원생활 안내 교육내용** : 선택진료비, 상급병실료, 면회시간, 식사시간, 회진시간, 편의시설 안내, 응급 시 호출방법, 화재 시 주의사항, 병동의 시설 안내, 불만고충처리 안내 등 포함.

이곳에 우리 병원 규정과 지침을 붙여 보세요

 Q 입원 지연환자는 어떻게 관리합니까?

tip 병원의 입원 지연환자 관리 절차를 기억하세요!

Q 입원생활 안내 시 어떻게 교육하십니까?

tip 병원의 입원생활 안내 교육내용(응급 시 호출방법, 병동시설 안내, 면회시간 등)을 기억하세요!

진료 전달 체계

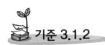

기준 3.1.2

외래 및 응급환자의 등록절차가 있다.

조사항목 (S, P, O)	조사방법	유형	조사결과		
1. 외래환자 등록절차가 있다.(S)	DR	A	□유 □무		
2. 응급환자 등록절차가 있다.(S)	DR	B	□유 □무		
3. 외래환자 등록절차를 준수한다.(P)	IT	B	□상 □중 □하		
4. 응급환자 등록절차를 준수한다.(P)	IT	B	□상 □중 □하		
5. 외래환자 등록 시 환자에게 정보를 제공한다.(P)	IT	B	□상 □중 □하		
6. 응급환자 등록 시 환자에게 정보를 제공한다.(P)	IT	B	□상 □중 □하		
7. 진료일정에 대한 정보를 제공한다.(P)	IT	B	□상 □중 □하		

기준 3.1.2는 병원의 외래 및 응급환자 등록절차에 따라 업무가 수행되고 진료일정 및 등록절차에 따른 정보를 제공하는지 확인하는 조사항목입니다.

외래환자 등록절차는 병원에서 마련한 규정 및 절차를 따라 이루어져야 하는데 일반적으로 다음과 같습니다.

- 외래환자 등록절차

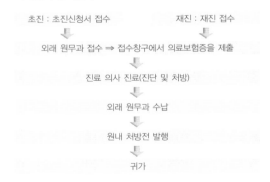

- 외래환자 등록 시 정보 제공 : 외래등록절차, 선택진료비, 진료과 선택 관련 상담, 당일진료 시 대기시간 안내, 진료예약 시스템, 진료비, 취약환자의 경우 지침에 따라 해당하는 서비스 제공, 사생활 보호 신청방법 안내 등.

● 응급환자 등록절차

응급실 원무팀에 건강보험증과 신분증 제시 후 진료신청서 작성

등록 시 응급의료관리료 부과 설명 제공

환자 이름, 병록번호, 생년월일 등이 기재된 ID팔찌 제공

응급실 진료비 수납 후 진료비 영수증 발부

외래진료 필요 시 외래진료예약 안내 시행

입원치료 필요 시 입원수속절차 안내 시행

● 진료일정에 대한 정보 제공

※ 상세한 진료과목 및 세부 진료내역이 명시된 진료일정표를 게시.

※ 진료과의 변경된 진료일정이 반영된 새로운 진료일정표를 주기적으로 공지.

※ 공지기간은 병원에서 자체적으로 결정.

Issue & Issue

응급환자 진료비 대불제도 이용하세요!

건강보험심사평가원은 '응급환자 진료비 대불제도' 홍보용 포스터 7,488부를 제작해 전국 시·도, 시·군·구, 주민센터 3,743기관에 배포했다고 10일 밝혔다.

이번 포스터 배포는 응급환자가 언제 어디서나 응급의료서비스를 제공받을 수 있도록 지원하고 있는 대불제도를 국민들에게 알리기 위해 추진됐다.

응급환자 진료비 대불제도는 응급환자가 응급진료를 받은 후 환자 본인이 부담하여야 할 응급진료비를 납부할 수 없을 때 심평원에서 대신 납부해 주고 환자에게 돌려 받는 제도다.

대불제도는 국가응급의료기금사업 중 서민들에게 직접 혜택을 주는 몇 안 되는 친서민 사업으로 정부에서도 활성화를 적극 추진하고 있다.

심평원은 "이번 포스터가 전국 시·군·구뿐만 아니라 주민센터 게시판에 부착돼 홍보됨으로써 국민들의 대불제도 이용이 증가될 것으로 기대한다"고 말했다.

2011. 5. 11 코리아헬스로그

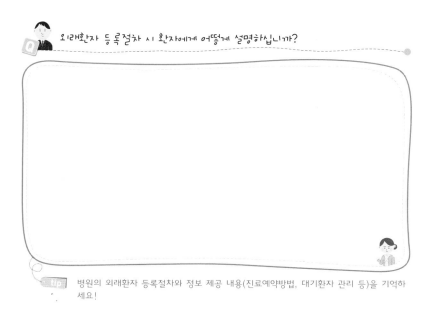

외래환자 등록절차 시 환자에게 어떻게 설명하십니까?

tip 병원의 외래환자 등록절차와 정보 제공 내용(진료예약방법, 대기환자 관리 등)을 기억하세요!

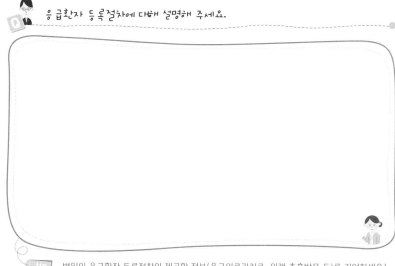

응급환자 등록절차에 대해 설명해 주세요.

tip 병원의 응급환자 등록절차와 제공할 정보(응급의료관리료, 외래 추후방문 등)를 기억하세요!

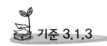

기준 3.1.3

환자의 전과/전동 및 근무교대 시 진료의 연속성을 확보하기 위한 규정을 갖추고 있다.

조사항목 (S, P, O)	조사방법	유형	조사결과		
1. 전과/전동을 위한 규정이 있다.(S)	DR	A	□유 □무		
2. 전과 시 규정에 따라 의료진 간 필요한 정보를 공유하기 위해 의무기록을 작성한다.(P)	IT	B	□상	□중	□하
3. 전동 시 환자상태에 대한 정보를 공유한다.(P)	IT	B	□상	□중	□하
4. 근무교대 시 환자상태에 대한 정보를 공유한다.(P)	IT	B	□상	□중	□하

기준 3.1.3은 환자의 전과/전동과 간호사의 근무교대 시 진료의 연속성을 유지하기 위한 규정이 마련되어 있고 그에 따라 업무를 수행하는지 확인하는 조사항목입니다.

- 전동/전과 시 의사소통을 위해 기록되어야 할 정보.
  - 환자의 기본정보
  - 환자의 상태에 따라 요구되는 투약력 및 검사결과
  - 인계 시점에서의 환자상태 및 문제 목록, 향후 치료계획 등
  - 필요 시 제공되는(제공되어야 하는) 장비 및 기구 등

- 전동/전과 시 환자상태 정보를 공유하는 방법을 통해 효과적으로 정확하게 의사소통할 수 있어야 함. 예) 전과전동 기록지, transfer out note 등

- 안전한 전동을 위해 환자상태 모니터링이 필요한 경우는 의료진이 동반하고, 필요한 의료장비 및 기구는 사전에 준비해야 하며 환자의 상태, 투약력, 검사결과 등 필요 정보를 제공해야 함.

- 근무교대 시 환자상태 정보 공유
  - 근무교대 전 인수받을 환자 상태파악
  - 간호기록, 임상관찰기록지, 처방지 등을 이용해 환자상태, 투약, 처치, 검사 및 시술 정보 공유

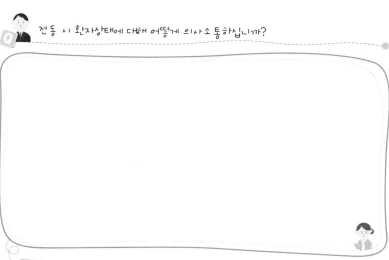

전동 시 환자상태에 대해 어떻게 의사소통하십니까?

tip 병원의 전동 관련 규정 중 환자상태 의사소통 방법(전동기록지 내용 등)을 기억하세요!

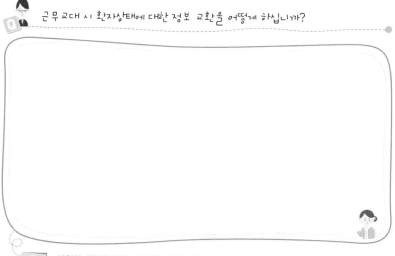

근무교대 시 환자상태에 대한 정보 교환을 어떻게 하십니까?

tip 병원의 규정에 따른 근무교대 시 담당환자 파악 방법(인수인계 자료 등)을 기억하세요!

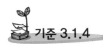

기준 3.1.4

기준에 따라 중환자실, 특수치료실에 입실한다.

조사항목 (S, P, O)	조사방법	유형	조사결과
1. 중환자실, 특수치료실의 입실을 위한 기준이 있다.(S)	DR	A	□유 □무
2. 중환자실 입실 전 환자 또는 보호자에게 필요성을 설명한다.(P)	IT	B	□상 □중 □하
3. 기준에 따라 중환자실이나 특수치료실에 입실한다.(P)	IT	B	□상 □중 □하

기준 3.1.4는 중환자실과 특수치료실 운영 시 입실기준을 수립하고 있으며, 그에 따라 업무를 수행하고 환자 또는 보호자에게 설명을 수행하는지 확인하는 조사항목입니다.

- 중환자실 입실기준
  ※ 병원의 중환자실 입실기준을 의료진이 이해하고 업무에 적용할 수 있어야 함.
  ※ 주로 생리학적 지표와 환자의 질환을 중심으로 입실기준을 결정.
    참고 : 대한중환자의학회 입실기준 권고안
    - 심혈관계 : 심근경색, 불안정형협심증, 심인성 쇼크, 심부정맥, 심부전 등과 같은 생명을 위협하는 심혈관계 장애
    - 호흡기계 : 급성호흡부전증(급성호흡곤란증후군(ARDS)) 및 만성호흡부전 환자, 기도폐쇄 환자 등
    - 신경계 : 신경계 질환이나 손상으로 신경학적 상태가 위중하여 집중적인 감시 및 치료가 필요한 환자.
    - 외과적 수술 및 중재 전후 : 수술 후 집중적인 감시 및 인공호흡기 치료가 필요한 환자 등
  ※ 환자가 중환자실 입실기준에 따라 중환자실 입실이 결정되면, 주치의는 환자 또는 보호자에게 입실의 필요성, 주의사항 등을 설명 후 입실동의서를 서면으로 작성, 보관.

- 특수치료실은 일반 준중환자실, 뇌졸중 집중치료실, 골수이식치료실(BMT) 등을 포함.
  ※ 입실기준은 병원의 규정에 따르며 환자가 특수치료실 입실대상자로 선정되면 주치의는 특수치료실의 필요성을 설명, 주의사항 등에 대한 설명 후 입실동의서를 서면으로 작성, 보관.

Q 중환자실의 입실은 어떻게 이루어지나요?

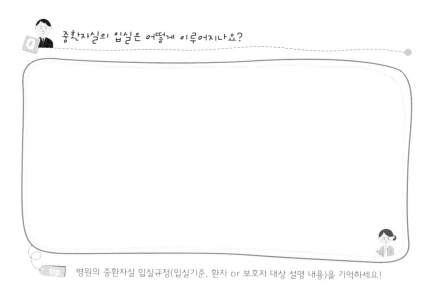

tip 병원의 중환자실 입실규정(입실기준, 환자 or 보호자 대상 설명 내용)을 기억하세요!

Q 환자의 특수치료실 입실은 어떻게 이루어집니까?

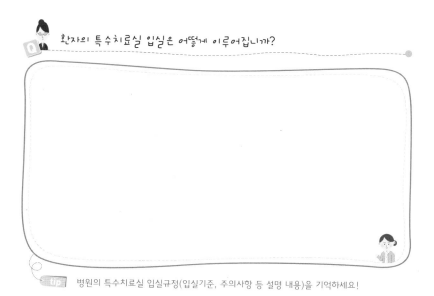

tip 병원의 특수치료실 입실규정(입실기준, 주의사항 등 설명 내용)을 기억하세요!

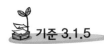

기준 3.1.5

진료의 연속성을 유지하기 위해 퇴원 및 전원 절차에 따라 퇴원한다.

조사항목 (S, P, O)	조사방법	유형	조사결과
1. 퇴원 및 전원 절차가 있다.(S)	DR	A	□유 □무
2. 퇴원 및 전원 결정과정에 환자가 참여한다.(P)	IT	B	□상 □중 □하
3. 전원 시에는 진료의 연속성을 유지하기 위해 필요한 진료 정보를 제공한다.(P)	IT	B	□상 □중 □하

기준 3.1.5는 의료기관에 퇴원 및 전원의 절차를 마련하고 있으며, 그에 따라 필요한 정보를 제공하면서 퇴원이 이루어지는지 확인하는 조사항목입니다.

- 퇴원 절차
    - ※ 퇴원계획 수립 시기, 퇴원예고 방법, 퇴원 시 환자교육(투약, 병원에 문의를 요하는 증상, 가정간호 연계를 포함한 추후관리 등)을 포함.
    - ※ 퇴원계획 수립은 퇴원 전에 이루어져야 하고 반드시 환자의 참여하에 이루어져야 함.
    - ※ 퇴원 예정일, 가능하다면 예상 진료비, 퇴원 준비사항 등에 대한 정보를 제공.
    - ※ 퇴원 시 환자교육 내용 및 추후관리에 대한 정보는 퇴원요약지에 자세히 기재하여 서면으로 제공해야 함.

- 전원 절차
    - ※ 전원 결정과정에도 반드시 환자가 참여해서 환자의 요구와 일치하는 전원기관을 선정.
    - ※ 다음의 정보가 기재된 환자진료 정보 요약지가 서면으로 제공되어야 함.
        - 환자의 요구와 일치하는 전원기관의 선정, 이동수단
        - 의료진 동반의 필요성
        - 질병 상태와 치료에 대한 정보, 전원사유 등
    - ※ 진료의 연속성을 보장하기 위해 필요한 진료 정보를 제공해야 함.
        - 소견서, 의무기록 복사본, 영상검사 기록 등

Q 환자의 퇴원 절차에 대해 설명해 주세요.

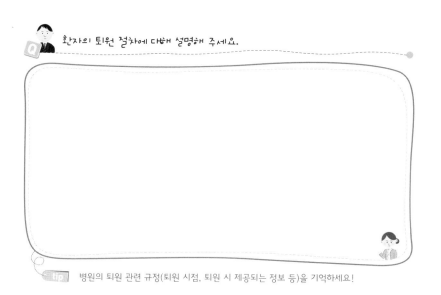

tip 병원의 퇴원 관련 규정(퇴원 시점, 퇴원 시 제공되는 정보 등)을 기억하세요!

Q 환자의 전원 절차에 대해 설명해 주세요.

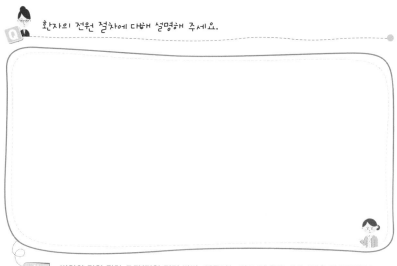

tip 병원의 전원 관련 규정(전원 결정 방법, 제공되는 정보 및 필요 서류 등)을 기억하세요!

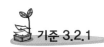

기준 3.2.1

적절한 진료서비스를 제공하기 위해 외래환자의 요구를 확인하고
초기평가를 수행한다.

조사항목 (S, P, O)	조사방법	유형	조사결과
1. 외래환자 초기평가 규정이 있다.(S)	DR	A	□유 □무
2. 타 병원에서 의뢰된 경우, 진료 관련 정보를 확인한다.(P)	IT	B	□상 □중 □하
3. 규정에 따라 의사의 초진기록을 작성한다.(P)	IT	B	□상 □중 □하

기준 3.2.1은 외래환자의 초기평가 규정을 마련하고 있으며, 그에 따라 초기평가와 타 병원의 진
료 정보 관리가 병원의 규정에 따라 효율적으로 이루어지는지 확인하는 조사항목입니다.

● 외래환자 초기평가

　※ 초기평가 대상자 : 각 과별 외래에 처음 내원한 환자

　※ 간호사의 초기평가 항목에는 활력징후, 통증 유무, 체중 변화, 의사소통 장애, 치료와 관련
　　된 금기사항 등이 포함.

　※ 의사의 초기평가 항목에는 주호소(chief complain), 현 병력 평가를 공통으로 하여 신체검
　　진 사항, 투약 및 과거력 등 각 과별로 필요한 세부사항을 평가(각 병원의 정해진 규정에
　　따라 초진기록 작성).

　※ 초기평가 절차
　　1) 외래환자 내원 시 예약현황 및 당일접수 여부 확인
　　2) 간호사의 초기평가 시행
　　3) 외래환자의 타 병원 의뢰서 및 소견서, 검사결과지, 영상기록물 등의 지참 여부를 확인
　　　하고, 의사에게 전달(보관이 필요한 자료의 경우, 병원의 규정에 따라 처리)
　　4) 의사의 외래환자 초기평가 시행
　　5) 초기평가 정보를 기초로 환자의 초기진단명, 간략한 치료계획 및 치료 우선순위를 결정

　※ 초기평가 자료는 서류로 남기거나 전자의무기록에 저장하여 입원 초기평가 시나 타과 진
　　료 시에 공유할 수 있어야 함.

Q 외래환자 초기평가가 어떻게 이루어지는지 설명해 주세요.

> tip 병원의 외래환자 초기평가 관련 규정(의사의 초기평가, 간호사의 초기평가, 절차 등)을 기억하세요!

Q 타 병원에서 가져온 진료 정보는 어떻게 처리하십니까?

> tip 병원의 타 병원 의무기록, CD copy 등 영상기록물 처리 절차 등을 기억하세요!

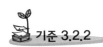

기준 3.2.2

적절한 진료서비스를 제공하기 위해 입원환자의 요구를 확인하고,
초기평가를 수행한다.

조사항목 (S, P, O)	조사방법	유형	조사결과		
1. 입원환자 초기평가 규정이 있다.(S)	DR	A	□유 □무		
2. 규정에 따라 의학적 초기평가를 24시간 이내에 수행하고 기록한다.(P)	IT	B	□상	□중	□하
3. 규정에 따라 간호 초기평가를 24시간 이내에 수행하고 기록한다.(P)	IT	B	□상	□중	□하
4. 규정에 따라 영양 초기평가를 수행한다.(P)	IT	B	□상	□중	□하
5. 환자의 초기평가 기록을 환자진료를 담당하는 직원들과 공유한다.(P)	IT	B	□상	□중	□하

기준 3.2.2는 입원환자의 초기평가 규정을 마련하고 있고 그에 따라 초기평가가 체계적으로 이루어지며, 초기평가 기록을 환자진료를 담당하는 직원들 간에 효율적으로 공유하는지 확인하는 조사항목입니다.

* 입원환자 초기평가
    ※ 의학적 초기평가는 주호소, 현병력, 과거력, 가족력, 신체검진, 추정진단 및 치료계획 등의 내용을 포함. 초기평가로 얻은 정보는 환자 치료계획의 수립과 치료의 우선순위 및 퇴원계획 수립에 활용.
    ※ 간호 초기평가는 간호정보 조사지를 이용하여 수행하며 환자와 보호자의 간호요구를 확인.
        - 간호정보 조사지 : 일반정보, 입원정보, 환자 과거력 및 가족력, 신체사정 등 포함
        - 진료정보 : 최근 투약, 입원 및 수술 경험, 알러지
        - 신체사정 : 의식상태, 영양상태, 계통 문진, 수면장애 여부, 통증, 배변&배뇨습관, 정서상태, 사회 및 경제상태 등
        - 낙상위험 평가도구를 이용하여 결과에 따른 간호중재 수행
        - 욕창위험 평가도구를 이용하여 결과에 따른 간호중재 수행
        - 영양불량에 따른 문제 예방을 위해 키, 몸무게, 체중감소, 연하곤란 등의 유무 확인
    ※ 영양 초기평가
        - 키, 몸무게, 체중감소, 연하곤란 등에서 유추되는 영양상태 평가
        - 영양불량환자 자동검색 시스템 등을 통해 영양사가 수행
    ※ 특수환자 초기평가(신생아, 소아, 산모, 정신과 환자 등 대상)
        1) 신생아
        - 의학적 평가 : 산모력, 주산기력, 신체검진(전신 모습, 원시 반사 등)
        - 간호평가 : 신생아 관련 정보, 입원정보, 신체검진

2) 소아
- 의학적 평가 : 예방 접종력, 발달 연령, 두위
- 간호평가 : 분만 형태, 출산 시 체중, 현재 체중, 신장, 흉위, 두위, 예방접종 등

3) 산모
- 의학적 평가 : 산과력, 산전검사 내용, 내원 시 산과적 증상
- 간호평가 : 체중, 키, LMP, 임신 주수, 산과력, 임신 합병증, 임신 중 위험인자, 분만 관련 정보 등

4) 정신과 질환자
- 의학적 평가 : 정신상태, 인지기능, 정신과적 과거력, 지지체계, 자해와 타해의 위험성
- 간호평가 : 태도, 행동장애, 정서, 언어, 사고장애, 지식/인지상태, 인지기능, 언어상태, 자해/타해 사고, 성장발달

※ 의학적 초기평가와 간호 초기평가는 입원한 지 24시간 내에 이루어져야 함.

※ 환자의 각종 초기평가 자료는(의학적, 간호, 영양, 특수환자) 전자의무기록 시스템이나 서류 자료 등을 통해 환자의 진료와 관련된 직원들 간 병원의 규정에 따라 정확히 공유, 의사소통되는 시스템을 구축하고 있어야 함.

Issue & Issue

병원에 간 태블릿피시, 의사도 환자도 'OK'

'회진 도우미'된 태블릿피시 스마트 진료 시대를 맞아 낯익은 병원 풍경도 빠르게 사라지고 있다. 신촌 세브란스병원의 경우, 병원 누리집에 등록한 환자가 스마트폰용 애플리케이션을 설치하면 바로 진료진을 검색해 외래 진료를 예약할 수 있으며, 의료진은 아이패드용 애플리케이션을 통해 병원 안 어디에서나 환자 정보를 비롯해, 처방 내역, 검사·수술 내역들을 실시간으로 확인할 수 있다. 간호사용 애플리케이션은 환자의 체온, 맥박, 호흡 등 생명징후를 실시간으로 입력해 의료진과 공유하도록 했다. 삼성서울병원은 한

결 앞서가고 있다. 갤럭시탭으로 구현되는 닥터 스마트에는 의사별 환자 정보, 환자별 맥박 등 바이털 사인, 간호기록, 검사 결과 등 핵심 정보가 모두 들어 있고, 참고서적과 연락처까지 담겨 있다. 이준행 교수는 "수술 직후 환자에게 수술 전후의 사진을 보여주면 환자의 질병 이해도가 높아져 회복에 도움이 된다"며 "인터넷에 의료정보가 넘쳐나는 상황에서 의료정보를 의사가 독점하지 않고 환자에게 충분한 설명으로 협조를 구하는 방식으로 진료 방법도 달라지고 있다"고 말했다.

2010. 12. 26 한겨레신문

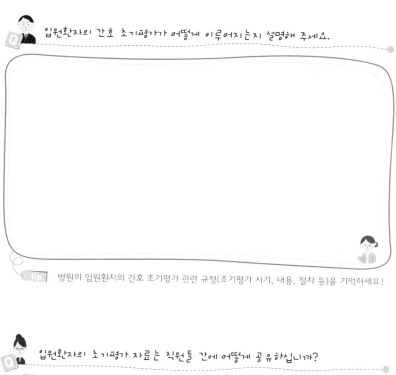

입원환자의 간호 초기평가가 어떻게 이루어지는지 설명해 주세요.

tip 병원의 입원환자의 간호 초기평가 관련 규정(초기평가 시기, 내용, 절차 등)을 기억하세요!

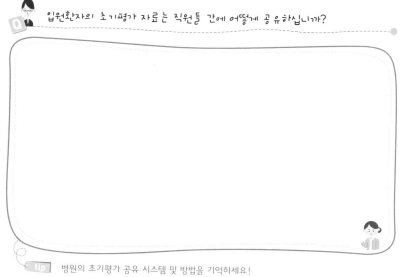

입원환자의 초기평가 자료는 직원들 간에 어떻게 공유하십니까?

tip 병원의 초기평가 공유 시스템 및 방법을 기억하세요!

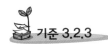

기준 3.2.3

적절한 진료서비스를 제공하기 위해 응급환자의 요구를 확인하고, 초기평가를 수행한다.

조사항목 (S, P, O)	조사방법	유형	조사결과
1. 응급환자 초기평가 규정이 있다.(S)	DR	A	□유 □무
2. 규정에 따라 응급환자 분류체계를 수행한다.(P)	IT	B	□상 □중 □하 □미해당
3. 규정에 따라 응급환자 초기평가를 수행한다.(P)	IT	B	□상 □중 □하 □미해당
4. 환자의 초기평가 기록을 환자진료를 담당하는 직원들과 공유한다.(P)	IT	B	□상 □중 □하 □미해당

기준 3.2.3은 응급환자의 초기평가 규정을 마련하고 있고, 그에 따라 응급환자 분류가 체계적으로 이루어지며 초기평가 기록을 환자진료를 담당하는 직원들 간에 효율적으로 공유하는지 확인하는 조사항목입니다.

- 응급환자 초기평가
    - ※ 응급환자 분류체계(Triage)
        - 응급상황에서 다수의 환자 가운데 환자들 질환의 중증도를 평가해 즉각적인 치료의 필요 여부를 구분하여 즉각적으로 치료가 필요하다면 치료의 우선순위를 정해 치료를 제공하기 위한 분류체계
        - 중증도 분류체계는 환자의 의학적 진단을 내리는 것이 아니라 현재 가지고 있는 문제의 중증도와 심각성을 판단하기 위한 것
    - ※ 응급환자 진료정보망(NEDIS : National Emergency Department Information System)
        - 응급환자의 발생부터 응급진료까지의 과정을 전산화함으로써 응급환자의 진료과정을 개선하는 데 기여하고자 구축한 국가 응급실 진료정보 수집체계로 아래와 같은 정보 등을 평가, 기록

환자 내원정보	내원일시, 발병일시, 내원사유(질병 여부, 손상기전 등), 내원경로, 내원수단, 교통사고 손상당사자
환자 초기평가	환자반응, 내원 시 활력징후(혈압, 맥박, 호흡, 체온)
진료내용 결과	주진료과, 응급진료 결과, 퇴실일시, 전원 보낼 의료기관 종류, 퇴실진단코드

    - ※ 응급환자 초기평가 결과 기록은 환자의 진료를 담당하는 직원들과 전자의무기록 시스템이나 의무기록 조회 등 병원의 규정에서 정하는 절차 혹은 시스템을 이용하여 공유되어야 함.

Q 응급환자의 초기평가가 어떻게 이루어지는지 설명해 주세요.

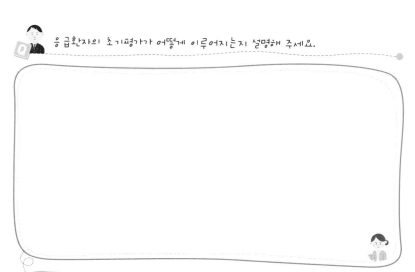

tip 병원의 응급환자의 초기평가 관련 규정(초기평가 시기, 내용, 절차 등)을 기억하세요!

Q 병원의 응급환자 분류체계를 설명해 주세요.

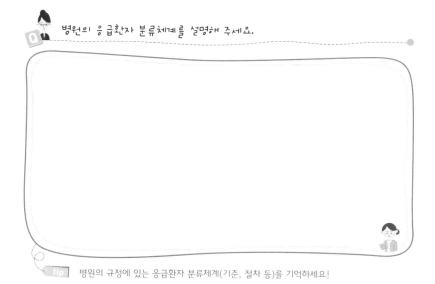

tip 병원의 규정에 있는 응급환자 분류체계(기준, 절차 등)를 기억하세요!

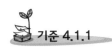

기준 4.1.1

환자진료가 적정하게 이루어질 수 있도록
적시에 치료계획(care plan)을 수립하고 이를 수행한다.

조사항목 (S, P, O)	조사방법	유형	조사결과
1. 의사는 입원환자의 치료계획을 수립한다.(S)	IT	B	□상 □중 □하
2. 의사는 환자의 주요 상태변화에 따라 치료계획을 재수립한다.(P)	IT	B	□상 □중 □하
3. 의사는 환자의 주요 상태변화 경과를 기록한다.(P)	IT	B	□상 □중 □하
4. 간호사는 환자의 주요 상태변화에 따라 간호과정을 기록한다.(P)	IT	B	□상 □중 □하
5. 다학제 간(multidisciplinary) 환자 치료계획을 공유한다.(P)	IT	B	□상 □중 □하
6. 환자 및 보호자에게 치료계획에 대한 설명을 제공한다.(P)	IT	B	□상 □중 □하
7. (시범)환자의 상태에 따라 퇴원계획을 수립한다.(P)	IT	B	□상 □중 □하

기준 4.1.1은 입원환자에 대한 치료계획을 수립하고 주요 상태변화를 주기적으로 재평가하여 치료계획과 간호과정 재수립에 반영하는 동시에, 치료계획을 다학제 간 적절히 공유하는지, 환자 및 보호자에게 치료계획에 대한 설명을 제공하는지 확인하는 조사항목입니다.

- 의사의 치료계획
  - ※ 환자의 주요 문제와 이에 대한 객관적, 주관적 자료를 평가하여 이를 바탕으로 체계적으로 환자의 치료에 필요한 다양한 중재 활동을 계획하는 것.
  - ※ 환자의 담당의는 병원의 환자 치료계획 수립 관련 규정에 따라 치료계획을 수립하여 의무기록으로 남기고 이에 따라 각종 중재활동을 처방, 수행하도록 함.
  - ※ 각 중재활동의 결과들은 담당의에 의해 평가, 모니터링되며 치료 중재에 대한 환자의 반응, 주요 증상의 변화 등을 주기적으로 재평가하여 향후 치료계획 수립에 근거자료로 삼음.

- 간호사의 간호과정
  - ※ 환자의 건강문제를 해결해 주기 위한 일련의 체계적인 과정으로 환자의 주관적, 객관적 자료를 바탕으로 한 간호사정, 간호진단, 간호계획, 간호수행, 평가활동으로 이루어짐.
  - ※ 간호과정 또한 의사의 치료계획과 마찬가지로 병원의 간호과정 관련 규정에 따라 수행, 재평가되어 환자의 주요 상태변화에 따라 재수립하는 과정을 거치며 의무기록으로 남겨짐.

- 의사의 치료계획과 간호사의 간호과정을 병원의 규정 및 절차에 따라 공유하고, 환자 및 보호자에게 설명해야 함(진단명, 치료계획, 치료에 따른 예상효과 및 위험에 대한 정보 등).

Q 담당 환자에게 어떻게 간호과정을 적용하십니까?

tip 병원의 간호과정 관련 규정(예, 간호사정, 진단, 계획, 수행, 평가 단계 등)을 기억하세요!

Q 다학제 간 환자의 치료계획을 어떻게 공유하십니까?

tip 병원의 규정에 따른 치료계획 공유 방법(예, 의무기록 등의 양식 공유)을 기억하세요!

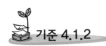

기준 4.1.2

통합적인 환자진료를 위해 진료과 간 협의진료체계를 갖추고 있다.

조사항목 (S, P, O)	조사방법	유형	조사결과		
1. 진료과 간 협의진료 규정이 있다.(S)	DR	A	□유	□무	
2. 규정에는 응급한 경우 신속한 회신 절차를 포함한다.(S)	DR	A	□유	□무	
3. 협의진료 규정에 따라 의뢰한다.(P)	IT	B	□상	□중	□하
4. 협의진료 규정에 따라 회신한다.(P)	IT	B	□상	□중	□하

기준 4.1.2는 환자의 치료과정에 있어 진료과 간 병원의 협의진료 규정에 따라 의뢰 및 회진 절차를 밟고 있으며 응급상황의 경우 신속한 회신이 이루어지고 있는지 확인하는 조사항목입니다.

- 협의진료 규정

  ※ 환자의 신속한 치료를 위하여 다른 의사와 협력하여 진료를 해야 할 경우에 병원 내 다른 의사에게 진료를 의뢰하는 경우로 타과 진료가 필요한 경우 표준화된 서식을 사용하여 의뢰.

  ※ 환자상태의 유형에 따라 응급기준을 분리

    1) 응급
    – 수술 후 중환자실에서 의뢰된 경우
    – 환자의 급작스런 상태변화에 따른 임상적 판단을 위해 의뢰된 경우
    – 최대한 신속하게 협진과 회진이 이루어져야 하는 경우

    2) 비응급
    – 미용, 성형 등 질병과 직접적으로 관련되지 않은 사유로 의뢰된 경우 등

  ※ 응급한 경우 신속한 회신 절차를 밟음
    – 응급의 경우 응급 여부를 서식에 표시하고 필요한 경우 연락처를 기록
    – 구두회신으로 의사소통을 한 경우에도 의료진 간 정보공유를 위해 경과기록 등을 포함하여 기록
    – 서식에 포함해야 할 내용 :
      정확한 환자정보(이름, 등록번호, 나이 등)
      진단명, 의뢰 내용, 의뢰일, 의뢰과, 의뢰 의사
      회신 내용, 회신일, 회신과, 회신 의사

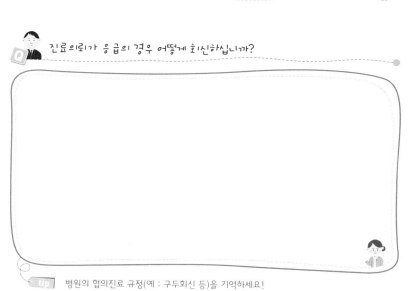

Q 진료의뢰가 응급의 경우 어떻게 회신하십니까?

tip 병원의 협의진료 규정(예 : 구두회신 등)을 기억하세요!

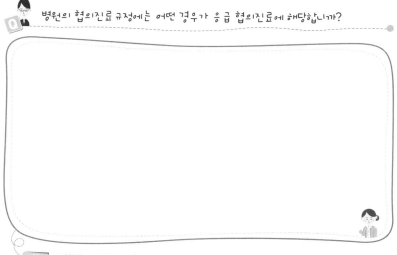

Q 병원의 협의진료 규정에는 어떤 경우가 응급 협의진료에 해당합니까?

tip 병원의 규정에 따른 응급협의진료 기준(응급환자의 수술 관련 진료의뢰 등)을 기억하세요!

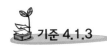

기준 4.1.3

환자의 신체적·정신적 안녕을 위하여 적정한 통증관리를
적시에 수행한다.

조사항목 (S, P, O)	조사방법	유형	조사결과		
1. 통증관리를 위한 규정이 있다.(S)	DR	A	□유 □무		
2. 입원 시 통증 초기평가를 수행한다.(P)	IT	B	□상	□중	□하
3. 통증평가 결과에 따라 적절한 중재를 수행한다.(P)	IT	B	□상	□중	□하
4. 규정에 따라 재평가를 수행한다.(P)	IT	B	□상	□중	□하

기준 4.1.3은 환자의 통증관리를 위한 규정을 마련하고 있으며, 그에 따라 입원환자에 대한 통증
초기평가와 적절한 중재를 수행하며 통증에 대한 재평가를 수행하는지 확인하는 조사항목입니다.

● **통증관리 규정**

※ 통증관리는 통증이 있는 환자에게 신뢰도와 타당도를 갖춘 통증평가도구를 이용하여 통증
의 정도와 변화를 사정, 평가하고 그에 따른 통증 중재를 제공하는 것.

※ 규정의 포함 내용
- 대상자 : 모든 입원환자
- 초기평가와 재평가 등의 통증 평가 시기
  ① 초기평가 : 입원 시 모든 환자를 대상으로 시행
  ② 재평가 : 입원 중 새롭게 통증 호소 시, 수술 등 침습적 처치 후, 입원 시 통증이 있는
    경우 등
- 통증평가도구(NRS, NIPS 등) : 통증평가도구별 적용대상(성인용, 소아용), 평가결과 판독
  기준 등
- 환자 및 보호자 교육(통증에 대한 정보 등) : 통증의 원인, 진행과정 등
- 통증경감 처치를 포함한 통증관리 방법 : 약물중재 및 비약물중재 방법
- 통증관리에 대한 직원 교육 :
  통증은 주관적인 증상으로 개개인마다 다양하게 나타나므로 개개인에 맞는 통증관리
  방법 제공이 중요. 또한 통증 사정 시 통증의 빈도, 양상, 위치, 강도 등의 변화를 병원
  의 통증관리 규정에 따라 주기적으로 평가하고 통증관리 계획에 반영해야 함. 약물중재
  시 마약성 진통제 사용 시 주의사항을 숙지하고 환자, 보호자에게 교육해야 함.

Q 병원에서 사용하고 있는 성인 대상 통증평가도구를 설명해 주십시오.

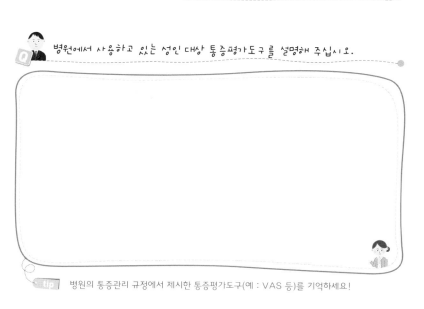

tip 병원의 통증관리 규정에서 제시한 통증평가도구(예 : VAS 등)를 기억하세요!

Q 입원 시 통증 초기평가는 어떻게 수행하십니까?

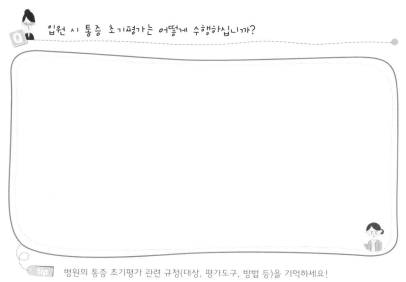

tip 병원의 통증 초기평가 관련 규정(대상, 평가도구, 방법 등)을 기억하세요!

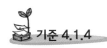

기준 4.1.4

영양관리를 통한 치료효과를 높일 수 있도록 처방내용에 적합한
영양을 공급하고, 필요한 설명 및 영양상담을 제공한다.

조사항목 (S, P, O)	조사방법	유형	조사결과		
1. 영양관리 규정이 있다.(S)	DR	A	□유 □무		
2. 환자의 치료목적에 맞게 식사를 제공한다.(P)	IT	B	□상 □중	□하	
3. 환자 또는 보호자에게 치료식과 관련된 설명을 제공한다.(P)	IT	B	□상 □중	□하	
4. 환자 또는 보호자에게 영양상담을 제공한다.(P)	IT	B	□상 □중	□하	

기준 4.1.4는 환자의 영양관리를 위한 규정을 마련하고 있으며 환자에게 맞는 치료식을 제공하고
그에 따른 설명과 영양상담이 제대로 이루어지고 있는지 확인하는 조사항목입니다.

* 영양관리 규정

  ※ 식사처방, 치료식 식단 작성, 임상영양관리 등을 포함.
    - 식사처방 규정 : 병원에서 제공되는 식사의 특징, 영양기준량, 식품구성 등을 주로 하고
      있어 입원환자의 처방 시 사용하는 규정
    - 치료식 식단 작성규정 : 식사처방 규정에 근거하여 작성하며, 식사처방 규정에 제시된
      영양기준 및 식품구성에 따른 식단을 작성하기 위한 방법, 허용식품, 제한식품 등을 세
      부적으로 기술해 놓은 규정
    - 임상영양 관리규정 : 환자의 영양평가, 영양관리 계획수립, 영양중재, 모니터링 등 임상
      영양관리에 대한 규정

* 치료식을 제공받는 환자 또는 보호자는 병원의 규정에 따라 치료식사명과 치료식이 제공되
  는 목적, 치료식 섭취 중 주의사항(제한 음식 등)을 설명 듣고, 이에 대한 교육자료를 제공받
  게 됨.

* 개별적으로 환자에게 영양상담이 필요한 경우(예 : 당뇨식이, 저염식이 등) 담당의는 영양사에
  게 영양상담을 의뢰하는 절차를 밟고, 병원의 규정에 따라 영양사는 상담을 제공하고 이를 의
  무기록에 남김.

  ※ 영양상담 기록 : 환자의 영양상태에 대한 객관적 자료에 대한 평가, 평소 식습관 조사내용,
    영양상담과 관련된 치료계획 등을 포함.

Q 담당 환자의 치료식이 처방을 보여주시고 어떻게 치료식이가 제공되는지 설명해 주십시오.

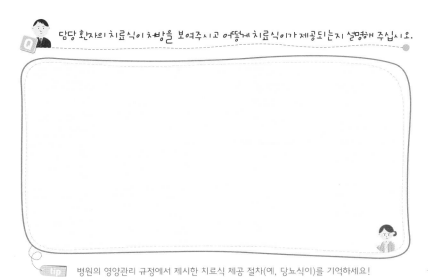

tip 병원의 영양관리 규정에서 제시한 치료식 제공 절차(예, 당뇨식이)를 기억하세요!

Q 환자의 영양상담은 어떤 절차에 따라 이루어집니까?

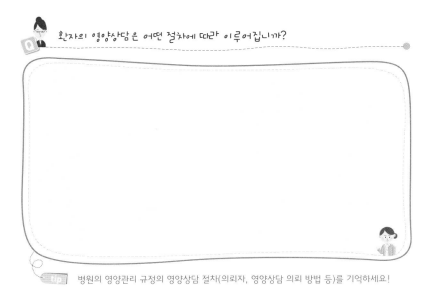

tip 병원의 영양관리 규정의 영양상담 절차(의뢰자, 영양상담 의뢰 방법 등)를 기억하세요!

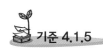

기준 4.1.5

치료효과를 극대화하기 위하여 영양집중지원이 필요한 환자에게 관련 전문가로 구성된 다직종 간 협력체계를 구축하여 영양집중지원 서비스를 제공한다.

조사항목 (S, P, O)	조사방법	유형	조사결과
1. 영양집중지원팀이 구성되어 있다.(S)	DR	A	□유 □무
2. 영양집중지원이 필요한 환자에게 적합한 치료계획을 수립한다.(P)	IT	B	□상 □중 □하
3. 치료계획에 따라 영양집중지원 관리 서비스를 제공한다.(P)	IT	B	□상 □중 □하
4. 영양집중지원 서비스 제공 후에도 모니터링을 통해 지속적으로 관리한다.(P)	IT	B	□상 □중 □하

기준 4.1.5는 환자의 영양관리를 위해 영양집중지원팀을 구성하고 있으며 영양집중지원이 필요한 환자에게 적절한 영양집중지원관리 서비스가 제공, 모니터링하고 있는지 확인하는 조사항목입니다.

● **영양집중지원관리 규정**

  ※ 영양집중지원 대상, 절차, 영양평가, 치료계획 수립 및 모니터링 등에 대한 내용 포함.

  ※ 영양집중지원 : 정맥영양 또는 경장영양을 통해 환자에게 필요한 영양분을 제공하는 것.

  ※ 영양집중지원팀 구성 : 보통 의사, 간호사, 영양사, 약사로 구성.

  ※ 영양평가는 대상 환자의 체중, 혈액검사 등 생리학적인 지표를 토대로 신뢰도와 타당도가 있는 병원의 규정에서 제시한 영양평가도구를 이용.

  ※ 영양집중지원 서비스 치료계획 절차 : 영양집중지원 서비스는 중심정맥영양 또는 경장영양이 필요한 경우에 적응성 여부를 판단하고 환자의 영양상태 및 임상상태를 고려하여 영양요구량을 산정하고 최적의 치료를 결정하는 과정으로 절차는 다음과 같음.

  > 영양집중지원 환자에 대한 자문이 필요한 경우 영양집중지원팀으로 진료 의뢰 ⇒ 영양집중지원팀에서는 환자의 영양상태를 평가한 후, 영양요구량을 산정 ⇒ 환자를 평가한 후 영양집중지원의 경로 및 공급량을 최종 결정하고 영양치료계획을 해당 임상과의 담당의에게 회신 ⇒ 회신내용에 의해 해당과의 담당의가 처방

  ※ 정맥영양관리 모니터링 : 전해질, 간기능, 혈당변화 등의 합병증 발현 여부를 관찰. 필요시 처방내용이나 투여경로 변경, 경구섭취의 재개에 따른 투여량 감소를 요청하는 등 관리되는 모든 과정.

  ※ 경장영양관리 모니터링 : 위장관 기능, 혈당변화 등의 합병증 발현 여부 관찰. 필요시 처방내용, 투여경로, 혹은 투여방법을 변경, 경구섭취의 제개에 따른 투여량 감소를 요청하는 등의 모든 과정.

Q 영양집중지원이 필요한 환자가 발생 시 어떻게 처리하십니까?

tip 병원의 영양관리 규정에서 제시한 영양집중지원 서비스 절차를 기억하세요!

Q 어떤 환자들에게 영양집중지원서비스가 제공됩니까?

tip 병원의 영양관리 규정의 영양집중지원서비스 대상자 기준을 기억하세요!

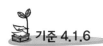

기준 4.1.6

환자안전을 위한 욕창예방 및 관리활동을 수행한다.

조사항목 (S, P, O)	조사방법	유형	조사결과
1. 욕창예방 관리체계가 있다.(S)	DR	A	□유　□무
2. 욕창위험도 평가도구를 이용하여 욕창위험평가를 수행한다.(P)	IT	B	□상　□중　□하
3. 욕창위험평가에 따라 욕창예방활동을 수행한다.(P)	IT	B	□상　□중　□하
4. 욕창이 발생한 환자에게 욕창간호를 수행한다.(P)	IT	B	□상　□중　□하

기준 4.1.6은 환자안전을 위해 욕창예방 관리체계를 수립하고 있으며 욕창위험도 평가도구를 활용하여 욕창위험도를 평가하고, 그 결과에 따라 욕창예방활동 및 욕창간호를 수행하고 있는지 조사하는 항목입니다.

* 욕창예방 관리체계
  * ※ 욕창위험도 평가도구를 이용한 욕창위험도 평가, 욕창관리 절차 및 욕창발생 보고체계를 포함.
  * ※ 욕창위험도 평가도구 : 보건의료분야의 교과서, 저널, 학회에 게재 또는 발표되어 그 과학성과 타당성을 인정받은 측정도구를 의미(예 : Norton scale, Braden scale 등).
  * ※ 욕창위험도 평가 : 욕창위험도 평가도구를 사용하여 욕창위험요인을 예측, 평가.
  * ※ 욕창발생 보고체계 : 욕창이 관찰되었을 때 주치의에게 보고 후 상처 전문 간호사 등 해당 부서로의 협진의뢰가 필요할 경우 이를 의뢰하고 부서 단위의 책임자 또는 간호 관리자에게 정기적으로 욕창의 발생건수와 환자의 욕창상태를 보고 및 관리.
  * ※ 욕창관리 절차 : 욕창위험도 평가도구를 이용한 욕창예방에 관한 평가활동, 욕창 발생 시 활동절차 및 보고체계 등 의료진이 숙지해야 할 사항 등을 기록.

* 욕창예방활동 : 해당 의료기관의 절차에 따라 욕창발생 위험환자와 욕창환자를 대상으로 환자의 피부상태를 관찰하고 자세를 변경시키거나 필요시 기타 예방중재(예 : 마사지, 매트리스 등)를 시행하는 것(예 : 환자 및 보호자에게 욕창예방에 대한 교육 실시 등).

* 욕창간호
  1) 압박경감
     * ① 체위 변경 : 1~2시간마다 적용
     * ② 기구 사용 : Stryker frame, Circ-Olectric bed – 체위 변경 시 용이
     * ③ 패드 사용 : poly-urethane form, 물패드, 물침요 등
  2) 영양 : 적절한 단백질, 비타민, 탄수화물, 지방, 미네랄 등을 매일 섭취. 궤양이 있을 경우 단백질과 비타민 요구량 증가

3) 피부 관리 : 건조하고 청결하게 관리(clean & dry)
4) 순환증진
   ① 마사지 : 발적 및 손상이 있는 부위 제외
   ② 운동
5) 대상자 이동 시 피부의 마찰 예방 : 체위 변경 시 환자를 끌지 말고 들어 올려서 이동
6) 침상과 의자에 있는 대상자 안전하게 지지
7) 침상의 머리 부분을 30° 이상 높이지 않도록 함(침상에서 미끄럼 방지 – 응전력 발생 방지)
8) 욕창의 위치, 단계, 크기 등의 욕창평가를 주기적으로 수행

환자 욕창관리 소홀 시 손해배상!

환자의 욕창관리를 소홀히 한 병원 측에 손해배상 결정이 내려졌다.

이번 분쟁조정 내용을 보면 저산소성 뇌손상 상태인 A씨는 지속적인 재활치료를 받기 위해 지난해 3월 B병원에 입원해 치료를 받던 중 둔부 등에 욕창을 입게 됐다.

환자 A씨 측은 병원 입원 당시 욕창이 없었으나 병원에서 관리를 소홀히 해 욕창이 발생하게 됐으며 부적절한 욕창관리로 욕창이 커지는 등 상태가 악화됐다고 주장했다. 아울러 상급 병원 전원도 지연시켜 수술도 받을 수 없는 상태라며 병원 측에 손해배상을 요구했다.

분쟁조정위에 따르면 욕창예방을 위해 2시간마다 1번씩 몸의 자세를 바꿔 주는 것을 권장하고 있으나 B병원 측의 간호기록지에는 환자의 자세변경이 대부분 1일에 1~2회 시행된 것으로 기재돼 있고 그 밖에 욕창예방을 위한 별다른 조치가 확인되지 않았다.

욕창 발생이 확인된 후에도 병원 의료진은 항생제 처방, 소독(거즈 드레싱) 등 보존적 치료만 실시했을 뿐 균 배양 검사는 약 4개월 후에, 괴사조직 제거술은 더 이후에 실시한 것으로 조사됐다.

2009. 6. 16 메디컬투데이

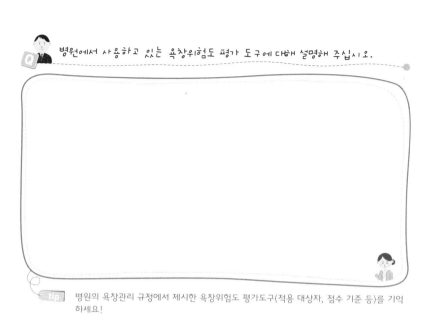

Q. 병원에서 사용하고 있는 욕창위험도 평가 도구에 대해 설명해 주십시오.

tip 병원의 욕창관리 규정에서 제시한 욕창위험도 평가도구(적용 대상자, 점수 기준 등)를 기억하세요!

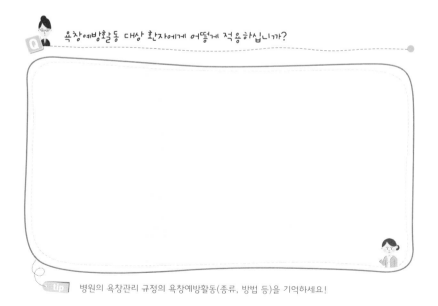

Q. 욕창예방활동 대상 환자에게 어떻게 적용하십니까?

tip 병원의 욕창관리 규정의 욕창예방활동(종류, 방법 등)을 기억하세요!

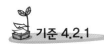

기준 4.2.1

중증환자에게 양질의 의료서비스를 제공한다.

조사항목 (S, P, O)	조사방법	유형	조사결과		
1. 중증응급환자를 적시에 치료하는 절차가 있다.(S)	DR	A	□유	□무	□미해당
2. 중증응급환자 진료를 위한 의료진 간 협력체계가 있다.(S)	DR	A	□유	□무	□미해당
3. 중증응급환자를 위한 신속진료시스템(Fast Track)이 있다.(S)	DR	A	□유	□무	□미해당
4. 인공호흡기 적용 환자를 안전하게 관리하는 절차가 있다.(S)	DR	A	□유	□무	□미해당

기준 4.2.1은 중증응급환자의 치료를 위한 신속진료시스템을 마련하고 있고, 의료진 간 협력체계를 구축하여 신속하게 중증응급환자의 진료가 이루어지며, 절차에 따라 인공호흡기 적용 환자를 안전하게 관리하고 있는지 조사하는 항목입니다.

- 중증응급환자를 적시에 치료하는 절차
  - ※ 신속진료시스템(Fast Track) 대상, 절차, 의료진 간 협력체계, 타 병원 전원 등에 관한 내용을 포함.
  - ※ 중증응급환자 진료를 위한 의료진 간 협력체계 : 복합질환자의 경우 해당 진료과로 호출절차, 복합질환자의 주진료과 결정 절차, 귀가, 전원, 수술 입원 등 빠른 의사결정을 위한 절차 포함.
  - ※ 신속진료시스템(Fast Track) : 급성심근경색(AMI), 뇌졸중(CVA) 등 신속한 진료가 요구되는 환자에게 모든 진료과정에서 우선적으로 진행될 수 있도록 개발한 절차로 중증응급환자의 신속하고 원활한 진료를 위해 진료규정을 마련, 임상과 의사는 환자의 진료에 적극 협조해야 함.
    - 대상환자 표식 : 전산 표시, 의무기록에 스티커 부착, 침상에 표식 부착 등으로 진료에 관계된 직원이 신속진료시스템 환자임을 알 수 있도록 함.
    - 응급연락체계 마련 : 각 임상과의 일일 당직표, 원내호출시스템을 이용해 응급연락체계를 마련
    - 진단검사의학과 등 각종 검사 : 중증응급환자의 검사에 필요한 자원을 우선 배분
    - 응급의료진은 중증응급환자의 처치를 최우선으로 수행
- 인공호흡기 적용 환자를 안전하게 관리하는 절차
  - ※ 인공기도 관리규정 마련 : 인공기도 삽관일수, 인공기도 규격, 인공기도 커프압, 인공기도 삽입 길이 등에 대한 주기적 평가, 인공기도 교환주기, 관찰사항, 응급상황 발생 시 대처방안 등 포함.
  - ※ 안전한 인공호흡기 적용을 위한 절차 마련 : 자발적인 인공호흡기 제거 방지방안, 인공호흡기 이탈 시 알람이 요구되는 상황에 대한 대처방안
  - ※ 인공호흡기 적용 환자의 기본간호 제공(개인위생, 구강간호 등)
  - ※ 인공호흡기 적용 환자의 합병증 예방 간호(폐렴 및 욕창 예방 간호 등)

이곳에 우리 병원 규정과 지침을 붙여 보세요

Q 급성심근경색증 환자의 신속진료시스템에 대해 설명해 주십시오.

tip 병원의 급성심근경색증 환자 Fast Track 절차(환자 표식, 응급연락체계 등)을 기억하세요!

Q 인공호흡기 적용 환자의 합병증 예방을 위한 간호는 어떻게 적용하십니까?

tip 병원의 인공호흡기 적용 환자의 합병증 예방활동(폐렴 및 욕창 예방 등)을 기억하세요!

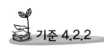

기준 4.2.2

심폐소생술이 요구되는 환자에게 양질의 의료서비스를 제공한다.

조사항목 (S, P, O)	조사방법	유형	조사결과
1. 심폐소생술에 관련된 규정이 있다.(S)	DR	A	□유 □무
2. 규정에 따라 심폐소생술 팀을 운영한다.(P)	IT	A	□유 □무
3. 심폐소생술을 위한 필요물품 및 약물을 적절히 구비하고 있다.(P)	IT	B	□상 □중 □하
4. 적시에 제세동기를 사용할 수 있다.(P)	IT	B	□상 □중 □하
5. 규정에 따라 심폐소생술을 평가하고 개선한다.(P)	ST	C	□상 □중 □하

기준 4.2.2는 심폐소생술에 관련된 규정을 마련하고 있고, 그 규정에 따라 심폐소생술 팀을 운영하는지, 심폐소생술을 위한 필요물품과 약물을 적절히 구비했는지 조사하는 항목입니다.

- 심폐소생술 규정
  - ※ 심폐소생술 팀의 구성 및 역할
    - 기도삽관을 시행할 수 있는 직원의 자격
    - 소아 환자와 성인 환자를 구분하여 수행(심폐소생술 방법, 관련 장비 사용법, 필요물품 및 약물)
  - ※ 심폐소생술에 대한 평가 및 보고체계
  - ※ 심폐소생술 교육 및 훈련 근거 : 병원의 규정에 의해 환자 접점 부서 직원 및 의료진 전원은 심폐소생술을 적용할 수 있어야 함.

- 심폐소생술 팀 운영
  - ※ 병원의 규정에 따라 심폐소생술 팀이 구성되고 직원들과 공유되어야 함.
  - ※ 주로 심폐소생술 강사(BLS instructor) 과정을 이수한 의료진이 팀원으로 활동(심혈관내과, 마취과, 응급의학과 소속 의사 등).
  - ※ 심폐소생술 팀은 병원의 CPR 상황 발생 시 비상연락체계를 통해 신속히 활성화(예 : CPR 방송).

- 심폐소생술에 필요한 물품과 약물 : 병원의 규정에 따라 응급약물 및 필요물품을 응급카드 (emergency kit)에 준비하고 유효일과 수량 등이 기록된 비치 목록을 준비하고 주기적으로 응급카드를 관리하여야 함.

- 제세동기 사용
  - ※ 3~4분 이내에 사용할 수 있도록 구비(구비 장소는 직원들에게 공지)

※ 상시 사용이 가능하도록 충전 여부와 부속물품을 주관리 부서에서 주기적으로 확인하여야 함.

※ 직원들은 제세동기 사용 교육을 받아야 하고 작동 가능해야 함.

● 심폐소생술 평가 및 개선 활동

※ 심정지 후 심폐소생술 시행까지의 소요시간

※ 인공기도 삽관의 숙련성, 심폐소생술의 적정성, 심폐소생술 생존율 등이 모니터링되고 문제가 있을 시 그에 대한 개선 활동이 병원의 규정에 따라 이루어져야 함.

Issue & Issue

임상병리사, 익사 직전 어린 생명 구해

50대 임상병리사가 익사 직전 어린이의 생명을 구한 훈훈한 소식이 화제가 되고 있다.

지난 4일 전주시 덕진구 송천동의 한 목욕탕에서 엄마와 함께 목욕을 왔던 이 모(5)군이 탕 안에 빠져 가사상태에 빠지게 됐다. 혼비백산한 김씨가 아이를 안고 탕 밖으로 나가 어쩔 줄을 몰라 허둥대며 있는 사이 때마침 목욕을 하러 왔던 전북대병원 폐기능 검사실 임상병리사 신은자(51)씨가 이 모습을 본 것이다.

신씨는 아이의 엄마에게 119에 신고 요청한 후 차분하게 심폐소생술을 이어갔다.

신씨는 이미 아이가 죽은 것이라 판단했으나 한 가닥 희망의 끈을 놓지 않고 혼신의 힘을 다했고 결국 이 군은 20여 분만에 멈췄던 호흡이 되살아났다.

신씨는 "평소 긴급상황에 대비해 심폐소생술을 지속적으로 교육을 받고 있으며 또한 지난 병원 인증평가 과정에서 심도 있게 심폐소생술을 배워 둔 것이 한 어린아이의 생명을 구하는 데 도움이 됐다"고 밝혔다.

2011. 4. 8 메디컬투데이

이곳에 **우리 병원 규정과 지침**을 붙여 보세요

응급카트에 있는 물품의 사용법과 약물의 종류에 대해 설명해 주십시오.

병원의 심폐소생술 규정에서 제시한 응급카트의 물품과 약물의 종류, 관리법을 기억하세요!

제세동기 사용법을 시연해 보십시오.

병원의 제세동기 작동 절차(패들에 젤리 묻히기, 에너지 선택 등)를 기억하세요!

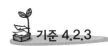

기준 4.2.3

수혈환자에게 양질의 의료서비스를 제공한다.

조사항목 (S, P, O)	조사방법	유형	조사결과		
1. 안전한 수혈을 위한 혈액관리 규정이 있다.(S)	DR	A	□유 □무		
2. 혈액보관 장비는 규정에 따라 관리한다.(P)	IT	B	□상	□중	□하
3. 수혈 전 검사와 환자 혈액검체 관리는 규정을 준수한다.(P)	IT	B	□상	□중	□하
4. 규정에 의해 불출된 혈액을 보관하고, 적절한 시간에 환자에게 수혈한다.(P)	IT	B	□상	□중	□하
5. 수령한 혈액을 정확하게 확인한다.(P)	IT	B	□상	□중	□하
6. 수혈하기 직전에 정확하게 환자를 확인한다.(P)	IT	B	□상	□중	□하
7. 규정에 따라 수혈 시 주의 관찰을 수행한다.(P)	IT	B	□상	□중	□하
8. 규정에 따라 혈액의 반납, 재고관리, 폐기를 수행한다.(P)	IT	B	□상	□중	□하

기준 4.2.3은 수혈에 관련된 규정을 마련하고 있고, 그 규정에 따라 안전하게 정확한 환자에게 수혈이 이루어지며, 혈액보관 장비의 관리와 혈액의 반납, 재고관리, 폐기 등의 활동을 병원의 규정에 맞게 수행하고 있는지 조사하는 항목입니다.

- 혈액관리 규정

   ※ 혈액은행에서의 혈액관리 : 혈액종류와 관리, 혈액보관 및 준비를 위해 필요한 시설, 장비 관리, 수혈 전 검사, 혈액의 반납, 폐기절차, 혈액이 항시 공급될 수 있는 절차 등 포함.

   ※ 수혈환자 관리 : 수혈 전 검사를 위한 채혈, 혈액 요청 절차, 수혈 절차, 수혈 시 주의 관찰, 수혈부작용 발생 시 대처방안 등 포함.

   ※ 수혈 전 감사
      − 혈액형 검사, 불규칙(비예기) 항체 선별검사 : 수혈 전 ABO와 Rh 혈액형은 반드시 실시 (응급인 경우 교차시험 없이도 혈액 출고 가능)
      − 교차시험 : 적혈구가 포함된 모든 혈액제제는 반드시 주 교차시험을 실시
      ABO 불일치 등 기타 조금이라도 이상 결과가 있을 경우는 Coomb's 단계까지 시행 후 결과 이상 유무 확인(교차시험이 부적합인 경우 수혈 시 용혈성부작용이 발생할 수 있으므로 원인이 해결될 때까지 수혈 보류). 교차시험 후 혈액백의 관분절과 환자의 검체는 혈액은행 냉장고에서 일주일 동안 보관

   ※ 분출된 혈액의 보관 및 수혈
      − 의료기관이 정한 규정에 따라 혈액불출 후 적절한 시간에 환자에게 수혈
      − 혈액 전용 냉장고가 없는 경우 혈액불출 후 수혈 시작까지 최대 30분을 초과할 수 없음

※ 혈액은행에서 수령한 혈액의 확인
- 혈액은행에서 인수자가 혈액은행 담당자와 함께 혈액수령 전 혈액요청 내용을 확인하고 혈액백에 기록
- 혈액이 도착하면 병원의 규정에 따라 혈액백에 도착시간을 기록하고 혈액백의 혈액형, 혈액번호, 환자의 이름, 등록번호, 생년월일을 환자에게 직접 물어보면서 확인하는 절차를 밟음. 이때 혈액백 내의 공기방울 유무, 혼탁도, 색깔의 이상 유무도 확인함

※ 수혈 시 주의 관찰
- 수혈 시작 직후 15분간은 환자의 상태를 지속적으로 관찰
- 수혈 중 혈관통, 불쾌감, 흉통, 복통 등 증상이 나타나면 즉시 수혈을 중단하고 담당의에게 알림

※ 혈액의 반납, 재고관리, 폐기 절차 포함 내용
- 혈액 반납, 폐기 등 근거자료 : 대장, 반납 혹은 폐기요청서
- 혈액수급 및 재고관리를 위한 시스템(의료기관 차원의 관리시스템 및 국가에서 운영 중인 혈액수급관리 표본감시체계(BMS) 등을 갖추고 이를 활용
- 혈액 폐기장소 및 폐기방법 : 의료폐기물 법을 준수해야 함

Issue & Issue

B형 여성에게 O형 피 수혈해 끝내 사망

일본 오사카대학교 병원에서 수혈 사고가 발생했다. 구급차에 실려온 60대의 여성에게 혈액형이 다른 혈액을 투여해 환자가 사망했다고 8일 요미우리신문이 보도했다.

병원측에 의하면, 여성은 심각한 부상으로 의식 불명 상태가 된 채 응급실에 들어왔다.

여성은 대량 출혈을 했으며 지혈도 되지 않아 적혈구 제재와 신선 동결혈장을 긴급히 투여해야 했다.

그러나 병원은 B형 여성에게 다른 환자를 위해 준비해 둔 O형 혈액을 잘못 사용했다.

이 사고로 여성은 병원 도착 5시간 만에 사망하고 말았다.

병원 관계자는 양쪽 혈액을 함께 해동했으며 투여 직전 확인했어야 하는데 이를 잊었다고 해명했다.

2010. 4. 8 한국경제

이곳에 **우리 병원 규정과 지침**을 붙여 보세요

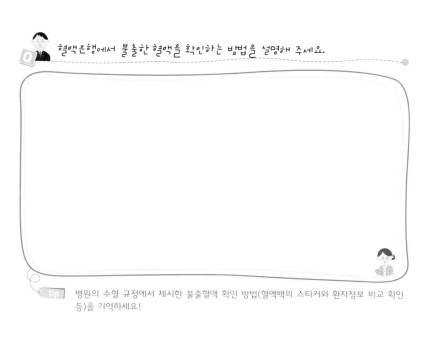

혈액은행에서 불출한 혈액을 확인하는 방법을 설명해 주세요.

tip 병원의 수혈 규정에서 제시한 불출혈액 확인 방법(혈액백의 스티커와 환자정보 비교 확인 등)을 기억하세요!

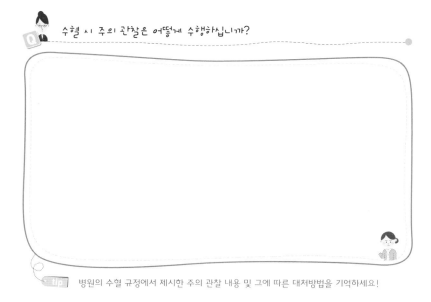

수혈 시 주의 관찰은 어떻게 수행하십니까?

tip 병원의 수혈 규정에서 제시한 주의 관찰 내용 및 그에 따른 대처방법을 기억하세요!

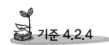

기준 4.2.4

항암화학요법 환자에게 양질의 의료서비스를 제공한다.

조사항목 (S, P, O)	조사방법	유형	조사결과
1. 항암화학요법에 대한 절차가 있다.(S)	ST/IT	A	□유 □무 □미해당
2. 직원은 항암화학약물 조제 및 투여에 대한 교육을 받는다.(P)	ST/IT	B	□상 □중 □하 □미해당
3. 안전하고 무균적으로 항암화학약물을 조제한다.(P)	ST/IT	B	□상 □중 □하 □미해당
4. 절차에 따라 항암화학약물을 안전하게 투여한다.(P)	ST/IT	B	□상 □중 □하 □미해당
5. 항암화학요법 후 부작용을 모니터링한다.(P)	ST/IT	B	□상 □중 □하 □미해당
6. 항암화학요법 후에 안전하게 폐기한다.(P)	ST/IT	B	□상 □중 □하 □미해당

기준 4.2.4는 항암화학요법에 대한 절차를 마련하고 있고, 항암화학요법 교육을 받은 직원들에 의해 안전하게 투여하며, 항암화학요법 후 부작용 모니터링 및 사용한 물품의 안전한 폐기를 병원의 규정에 맞게 수행하고 있는지 조사하는 항목입니다.

- 항암화학요법 투여 절차
  - ※ 직원 교육(조제, 투여), 안전한 항암화학약물 준비, 조제, 투여, 부작용 모니터링, 폐기 절차를 포함.

- 직원 교육 내용
  - ※ 항암화학약물 보관, 희석방법, 정맥 내 유지침 관리법, 주입 시 주의사항, 보호구 착용, 부작용 발생 시 대처방법, 폐기 절차.

- 안전하고 무균한 조제 : 환기 후드가 설치된 환경에서 훈련된 사람이 보호구(보호복, 장갑, 마스트 등)를 갖추고 주사 제제의 혼합을 하는 것.

- 항암화학물의 안전한 투여(병원의 항암화학요법 관리 지침에 따름)
  - ※ 정맥 투여 시 적절한 정맥을 선택.
  - ※ 정맥 내 유지침을 삽입하고 개방성을 확인한 후 일혈에 주의하여 항암제를 투여.
  - ※ 항암제 투여 시 주사 부위의 이상을 확인.
  - ※ 항암제 투여 시에는 항암제에 노출을 최소화하기 위해 보호장구(라텍스 장갑, 마스크)를 착용.
  - ※ 경구 항암제는 약포지 또는 일회용 컵을 이용해 환자에게 전달.

- 부작용 모니터링
  ※ 주사 방법, 속도 및 시간에 주의를 기울이는 약제 등 약제별 모니터링 방법 숙지.
  ※ 주사부위의 이상 – 동통, 부종, 발적 등의 유무 확인 후 적절한 중재를 시행하고 기록.

- 항암화학요법 후 안전한 폐기
  ※ 항암제 조제 및 투여과정에서 발생한 모든 폐기물은 일반 쓰레기와 분리하여 의료폐
  기물 전용 용기에 폐기(이때 폐기물을 다루는 직원은 마스크와 라텍스 장갑을 착용).
  ※ 폐기 용기는 항암제 관련 물품 폐기에만 사용하고, 약물이 새거나 휘발되지 않도록 항
  상 닫힌 상태를 유지.

Issue & Issue

엉뚱한 곳에 항암주사 사망, 의료분쟁 잇따라

빈크리스틴은 1961년부터 광범위하게 쓰이고 있는 무색 항암제다. 소아백혈병이나 악성 림프종뿐만 아니라 성인의 암에도 자주 쓰이는데 반드시 정맥주사해야 한다. 척수강으로 주사할 경우 이 약은 척수액을 따라 흐르면서 중추신경계에 치명적인 손상을 입히고 전신마비를 일으킨다. 일단 척수강으로 약이 들어가면 환자는 대부분 열흘 이내 사망한다.

빈크리스틴이 척수강으로 들어간 사고는 해외에서도 여러 번 있었다. 국내에서도 2003년 대한신경과학회지에 여자 백혈병 어린이 사례가 나와 있고, 2009년에도 사고가 났다. 국내 의료계에서는 매년 한두 건 이상 빈크리스틴 사고가 반복되고 있는 것으로 보고 있다. 사고 예방을 위한 시스템을 갖춘 병원이 드문 탓이다.

국제의료기관인증(JCI)을 받은 세브란스병원은 항암제 사고를 막기 위해 이중·삼중으로 체크하는 시스템을 운영하고 있다. 빈크리스틴을 처방한 의사 컴퓨터에는 '반드시 정맥주사'라는 경고 메시지가 나타나고, 항암제를 조제하는 전문 약사가 용량 등을 거듭 확인한 후 '반드시 정맥주사'라는 주의표를 달아 주사실로 내려 보낸다. 또 어린이 백혈병 환자의 경우 아예 빈크리스틴 주사를 맞는 날에는 다른 항암제 주사를 맞지 않도록 조치하고 있다.

신촌세브란스병원 소아혈액종양내과 유철주 교수는 "의료진 개인의 힘으로 이런 실수를 예방하기는 힘들다"며 "인력과 비용이 많이 들더라도 시스템을 통해 관리할 필요가 있다"고 말했다.

2011. 5. 16 조선일보

이곳에 **우리 병원 규정과 지침**을 붙여 보세요

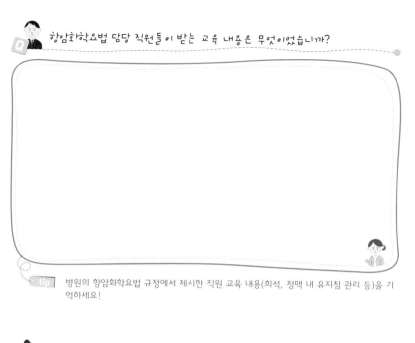

Q. 항암화학요법 담당 직원들이 받는 교육 내용은 무엇이었습니까?

tip 병원의 항암화학요법 규정에서 제시한 직원 교육 내용(희석, 정맥 내 유지침 관리 등)을 기억하세요!

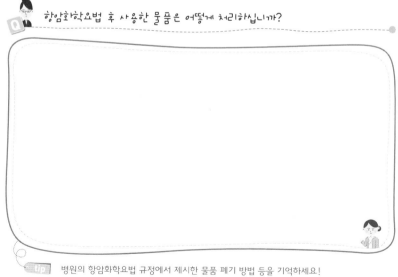

Q. 항암화학요법 후 사용한 물품은 어떻게 처리하십니까?

tip 병원의 항암화학요법 규정에서 제시한 물품 폐기 방법 등을 기억하세요!

환자 진료

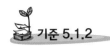
기준 5.1.2

수술 중 환자안전을 보장하기 위한 절차를 수행한다.

조사항목 (S, P, O)	조사방법	유형	조사결과
1. 수술계수(counts)를 기록한다.(P)	IT	B	□상 □중 □하
2. 수술계수 불일치 시 대처하는 절차가 있다.(P)	IT	A	□유 □무
3. 수술 전·후 환자의 피부상태를 확인하고 기록한다.(P)	IT	B	□상 □중 □하
4. 수술 중 채취된 조직표본검체 취급에 대하여 기록한다.(P)	IT	B	□상 □중 □하

기준 5.1.2는 수술 중 환자안전을 보장하기 위해 수술계수의 기록이 이루어지며 계수과정에서 불일치 시 대처하는 절차를 마련하고 있고, 수술 전·후 환자의 피부상태 확인 및 조직표본검체 취급을 병원의 규정에 따라 수행, 기록하고 있는지 조사하는 항목입니다.

- 수술계수
  - ※ 환자 체내에 이물질이 남게 됨으로써 발생할 수 있는 상해를 예방하기 위해 수술 시 사용된 모든 물품(수술기구, 거즈, 봉합침 등)을 계수하는 것.
  - ※ scrub nurse와 circulating nurse 교대 시, sponge가 추가될 때마다, 수술 시작 전, 상처봉합 전, cavity 봉합 전에 시행하는데 계수불일치가 발생하면 전체 계수를 시행하고 계수불일치가 계속될 경우 x-ray 촬영 후 집도의 판독하에 계수불일치 내용을 간호기록에 남기는 등의 불일치 시 대처하는 절차를 수립해야 함.

- 수술 전·후 환자의 피부상태 확인
  - ※ 위험요인 : 수술로 인한 장시간의 부동자세 유지, 수술 시 적용되는 각종 고정기구, 전기소작기 등
  - ※ 수술과정에서 발생할 수 있는 피부화상이나 피부손상(괴사 등)을 확인, 예방하기 위해 환자의 피부상태를 병원의 규정에 따라 확인, 기록에 남김.

- 조직표본검체 취급
  - ※ 수술로 채취한 조직, 체액 등의 검체 종류 및 검체를 검사실로 전달한 취급자를 기록.
  - ※ 조직표본검체는 장갑을 끼고 밀폐 용기에 무균으로 보관.
  - ※ 검체용기에 바코드(환자등록번호를 포함한 인적사항이 적힌)를 부착하고 검체장부에 기록 후 검체운반자가 병리검사실에 직접 전달.
  - ※ 검체는 빠른 시간 안에 병리과에서 처리되는 것이 원칙이나 수술실에서 잠시 보관해야 하는 경우 포르말린에 담구어 고정해서 검체용 냉장고에 보관.

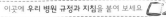

 수술계수 불일치 시 어떤 절차를 밟습니까?

tip 병원의 수술계수 관련 규정에서 제시한 불일치 시 절차(계수 시행시기, 불일치 시 x-ray 촬영 등 대처방법)를 기억하세요!

 수술 시 채취된 조직표본검체 취급 방법을 설명해 주십시오.

tip 병원의 조직표본검체 관련 규정에서 제시한 표본 보관법과 검사의뢰 절차 등을 기억하세요!

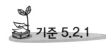

기준 5.2.1

마취 전 환자상태를 적절하게 평가하고, 양질의 마취진료를 제공한다.

조사항목 (S, P, O)	조사방법	유형	조사결과		
1. 마취진료 규정이 있다.(P)	DR	A	□유 □무		
2. 마취 전 평가를 수행한다.(P)	IT	A	□상 □중 □하		
3. 환자의 마취진료 계획을 기록한다.(P)	IT	B	□상 □중 □하		
4. 적격한 자가 마취서비스를 제공한다.(P)	IT	B	□상 □중 □하		
5. 정규시간 이외에도 동일한 마취서비스를 제공한다.(P)	IT	B	□상 □중 □하		

기준 5.2.1은 마취진료 규정을 수립하고 있고 이에 따라 마취 전 평가, 마취진료 계획 등을 수행하고 있는지 조사하는 항목입니다.

- 마취진료 규정
  ※ 직원의 자격, 마취 전 환자상태 평가, 마취진료의 계획 및 수행, 마취 후 상태 모니터링 및 회복실 퇴실기준, 정규시간 이외 마취서비스 제공을 포함.

- 마취 전 평가
  ※ 신체검진 및 검사결과 : 환자정보(성명, 나이, 성별 등), 활력징후, 검사자료
  ※ 마취 관련 과거력 : 약물치료 경험이나 투여 중인 약물 확인, 알러지 반응 유무, 수술 병력 등
  ※ 환자 신체상태 분류 : ASA 신체등급 분류 사용(ASA – 미국 마취과학회 신체상태 분류)
  ※ 마취 계획 : 전신마취, 부분마취, 진정상태 선택
  ※ 평가 시행자 : 마취 전 환자방문지를 기록한 의사의 서명

- 정규시간 이외의 마취서비스 제공 : 마취진료 담당의사가 야간 당직계획(당직표)에 따라 마취의뢰 시 마취업무를 수행함.

Q 마취 전 환자평가 항목을 설명해 주십시오.

tip 병원의 마취 규정에서 제시한 마취 전 환자 평가항목(예, 신체검진, 검사결과 등)을 기억하세요!

Q 정규시간 외 동일한 마취서비스는 어떤 절차에 의해 이루어집니까?

tip 병원의 마취 규정에서 제시한 마취과 의사의 일정표 공유 방법 등을 기억하세요!

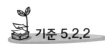

기준 5.2.2

마취상태를 모니터링 및 기록하며, 회복실 퇴실기준에 따라 퇴실한다.

조사항목 (S, P, O)	조사방법	유형	조사결과
1. 수술하는 동안 환자의 생리학적인 상태를 모니터링하고 기록한다.(P)	IT	B	□상 □중 □하
2. 회복 중인 환자상태를 모니터링하고 기록한다.(P)	IT	B	□상 □중 □하
3. 회복실 퇴실기준 평가에 따라 퇴실을 결정하고, 이를 시행한다.(P)	IT	B	□상 □중 □하

기준 5.2.2은 마취상태의 환자의 생리학적인 상태를 모니터링하고 기록하는지, 회복실 퇴실기준 평가에 따라 수술환자의 퇴실을 결정하고 이를 수행하는지 조사하는 항목입니다.

- 수술 중 환자의 생리학적인 상태 모니터링
  ※ 수술 중 환자의 상태와 수술 종류에 따라 적절한 종류의 모니터링 실시.
    - 심박수와 맥박 산소포화도, 혈압, 심전도, I/O 등
  ※ 심박수와 산소포화도는 지속적으로 감시, 모니터링.
  ※ 호흡 횟수와 기관 내 호흡 여부 또한 지속적으로 모니터링.
  ※ 일정 간격으로 혈압을 측정, 기록.
  ※ 모든 환자에서 지속적인 심전도 모니터링.

- 회복 중 환자의 상태 모니터링
  ※ 혈압, 심박수와 맥박, 산소포화도, I/O 등을 모니터링.
  ※ 기록 : 회복실 입실시간, 마취 종류, 기도 유지 관련 정보, 산소투여, 회복상태 평가표, 통증 평가, 피부상태 평가, 부착된 기구, 간호평가, 특이상태 등을 기록.

- 회복실 퇴실기준
  ※ 회복실 퇴실기준 평가
    - 마취 후 회복점수(PAR score Post-Anesthesia Recovery score) 등 체계적인 도구를 활용(수술환자의 회복수준이 퇴실기준에 부합하는지 여부를 평가하는 것을 의미)
      ① 마취회복점수표(PAR)를 측정하여 퇴실 결정
      ② 2개 미만의 항목에 "0"점이 있는 경우는 퇴실할 수 없음 (*어떤 항목이라도 "0"이 있는 경우는 퇴실 불가)
      ③ 길항제를 투여한 경우는 최소 1시간 이상 모니터링한 후 퇴실
      ④ PAR 점수가 8점 미만일 경우 주치의와 협의하여 중환자실 또는 병실로 퇴실
  ※ 회복실 퇴실 시 기록
    - 퇴실 시 환자상태, 시간, 퇴원 결정자의 이름 등의 정보를 병원의 규정에 따라 기록

Q 회복실 퇴실 기준에 대해 자세히 설명하시오.

tip 병원의 마취 관련 규정에서 제시한 회복실 퇴실기준(예 : 마취회복점수표 등)을 기억하세요!

Q 수술시 모니터링하는 환자의 생리학적인 상태는 무엇일까요?

tip 병원의 마취 규정에서 제시한 환자의 생리학적인 평가기준을 기억하세요!

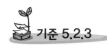

기준 5.2.3

진정치료를 안전하게 수행한다.

조사항목 (S, P, O)	조사방법	유형	조사결과
1. 진정치료 규정이 있다.(S)	DR	A	☐유 ☐무
2. 진정 전 평가 절차가 있다.(S)	IT	A	☐유 ☐무
3. 규정에 따라 진정치료 중인 환자를 모니터링한다.(P)	IT	B	☐상 ☐중 ☐하
4. 적격한 직원이 진정치료를 수행한다.(P)	ST/IT	B	☐상 ☐중 ☐하

기준 5.2.3은 진정치료 규정을 마련하고 있고, 그에 따라 진정 전 평가, 진정치료 환자 모니터링, 적격한 직원의 진정치료 수행이 이루어지는지 조사하는 항목입니다.

● **진정치료 규정**
  ※ 수면내시경, 뇌파검사, 자기공명촬영, 소아 전산화단층촬영 등의 검사에서 진정제를 사용하는 경우가 해당.
  ※ 진정의 단계는 약물 투여로 인한 의식, 호흡, 심혈관계 기능의 수준과 그 반응에 따라 나누어짐 – 최소 진정 단계, 의식하 진정 단계, 깊은 진정 단계.
  ※ 진정 대상 약물 목록 : Diazepam(Valium) / Lorazepam(Ativan) / Ketamine / Propofol 등이 포함(병원에 따라 상이).
  ※ 진정 전 평가 내용
    – 환자의 과거력 기록, 특히 마취나 진정 경력 확인
    – 신체검진과 진단검사 결과 기록
    – 약물 알러지 여부 확인
    – 기도 변형이나 치아상태 기록
    – 현 병력과 복용 중인 약물 기록
    – NPO 여부 확인
    – 동의서에 서명받은 후 관련 내용 설명
  ※ 진정치료 중 모니터링
    – 투여된 약물의 종류와 투여경로, 투여량을 기록
    – 환자의 활력징후 중 맥박수, 산소포화도, 의식상태, 진정정도 감시 · 기록
  ※ 진정치료 후 모니터링
    – 환자의 활력징후와 의식상태, 회복 정도를 감시 · 기록
    – 의료진은 병원의 정해진 기준에 부합 시 환자의 퇴실 결정
  ※ 진정치료를 수행하는 의사 및 간호사
    – 병원의 규정에 따라 진정치료 관련 교육 및 심폐소생술 교육을 이수하여 응급상황 발생 시 대처할 수 있어야 함

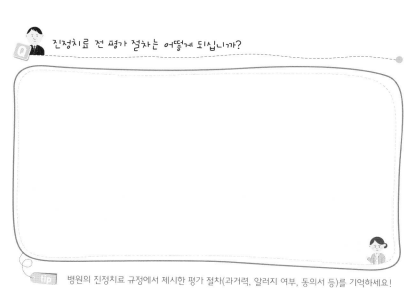

Q 진정치료 전 평가 절차는 어떻게 되십니까?

tip 병원의 진정치료 규정에서 제시한 평가 절차(과거력, 알러지 여부, 동의서 등)를 기억하세요!

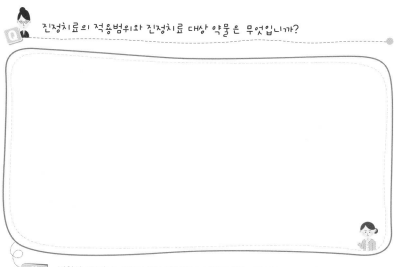

Q 진정치료의 적용범위와 진정치료 대상 약물은 무엇입니까?

tip 병원의 진정치료 규정의 적용범위(예 : 수면내시경), 대상 약물 리스트(예 : 다이아제팜)를 기억하세요!

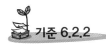

기준 6.2.2

의료기관의 모든 장소에서 약물을 적절하고 안전하게 보관한다.

조사항목 (S, P, O)	조사방법	유형	조사결과		
1. 약물을 안전하게 보관하는 규정이 있다.(S)	ST	A	□유 □무		
2. 모든 약물은 규정에 따라 라벨링하여 보관한다.(P)	IT	B	□상	□중	□하
3. 모든 약물의 보관상태를 정기적으로 감사한다.(P)	ST/IT	B	□상	□중	□하
4. 약품의 회수 및 철회약품 절차를 준수한다.(P)	ST/IT	B	□상	□중	□하
5. 규정에 따라 주의를 요하는 약물을 보관한다.(P)	IT	B	□상	□중	□하
6. 응급약물의 보관 및 보충 사항을 점검한다.(P)	IT	B	□상	□중	□하

기준 6.2.2은 약물보관 규정을 마련하고 있고, 그에 따라 모든 약물의 보관, 정기적 감사를 수행하고 약품의 회수, 철회, 응급약물의 보관 및 보충이 규정에 따라 이루어지는지 조사하는 항목입니다.

● **약물관리 규정**
　※ 안전한 약물보관 : 병원의 규정에 따름
　　– 별도의 장소를 마련하여 종류별로 적절한 보관조건(온도, 습도, 차광 등)에 맞추어 보관.
　　– 모든 약물에 약물명 또는 성분명, 유효기간, 필요 시 경고문 등을 라벨링해야 함.
　　– 고위험약물의 보관 : 일반 약물과는 별도 분리하여 보관하고 고위험약물의 라벨링 표식을 하고 약물 사용법에 대한 경고문도 함께 부착(예 : 고농축 전해질의 경우 "반드시 희석 후 사용"의 경고문을 부착). 사용 후 남은 약은 반드시 폐기하며 유효일 관리.
　※ 약물보관에 대한 정기적인 검사 : 약품보관실과 조제실, 병동, 중환자실, 수술실, 응급실, 주사실 등에서 병원의 규정에 따라 정기적으로 주사약제, 비치약품 내용, 유효기간, 경고문 등을 감사.
　※ 입원 시 지참약 관리 : 병원의 규정에 따라 지참약도 의료진에 의해 처방, 투여, 관리되어야 함.

● **약품의 회수 및 철회 절차**
　※ 공급업체나 정부부처의 철회 요청이 있을 경우 병원의 규정에 따라 대체사용 가능 약물도 함께 공지하여 철회 대상 약물이 사용 중인 경우 약국으로 반납 처리.

● **주의를 요하는 약물의 보관**
　※ 주의를 요하는 약물
　　– 임상 시험용 의약품 : 병원에서 임상 시험용 의약품으로 등록된 약품
　　– 유사외관(Look-alike), 유사발음(Sound-alike), 유사약품코드 등 투약 오류 가능성이 높은 약품
　※ 약물보관법
　　– 약물의 냉장보관 : 온도의 적합성(2~8도) 유지
　　– 임상 실험약물 및 혼동하기 쉬운 의약품 : 해당 약물의 안전한 인수, 취급, 보관에 관한 내용을 부서별로 목록으로 관리, 일반 의약품과 분리 보관
　　– 비상용 마약 : 이중 잠금 장치가 구비되어 있는 곳에 보관

- 응급약물의 보관 및 보충 점검
  - ※ 응급약물 : 병동, 중환자실, 수술실, 응급실 등 필요한 장소의 응급카트 내 CPR 업무 지침에서 그 목록을 정해 준비된 의약품.
  - ※ 응급약물의 보관 및 보충
    - 응급카트에 각 단별로 성분이나 목적에 맞는 약물들을 비치, 보관
    - 사용, 파손, 손상 및 유효기간이 만료된 경우 병원의 규정에 따라 신속하게 보충
    - 목록의 수량일치 여부, 보관상태, 유효기간 관리 및 미개봉 여부를 확인할 수 있는 표지 마련 필수
    - 응급카트에 보관해야 하는 냉장보관용 의약품의 경우 온도계가 부착된 냉장고에 라벨링하여 다른 약물과 분리 보관
    - 응급상황에 신속하게 사용할 수 있도록 환자 치료 구역에 근접한 장소에 보관

Issue & Issue

식약청, 국제약품 '펩티라제정' 등 긴급 회수 명령

보건당국이 '세라티오펩티다제' 성분의 소염효소제에 대해 판매중지 처분과 함께 관련 제품을 판매하는 제약사를 대상으로 자발적 회수를 권고했다.

식품의약품안전청(청장 노연홍)은 24일 염증 및 거담제로 사용되고 있는 국제약품의 '펩티라제정' 등 64개 제약사 제품 95개 품목에 대해 처방 및 사용중지를 골자로 한 안전성속보를 배포하고 해당 품목에 대한 판매중지 및 자발적 회수를 권고했다고 밝혔다.

식약청의 이번 조치는 원개발사인 다케다약품공업이 이 성분의 유효성 입증에 실패, 일본 보건당국(후생노동성)에서 자발적 판매중단조치와 회수 조치를 취했기 때문이다.

식약청에 따르면, 일본 의약품의료기기종합기구(PMDA)는 최근 세라티오 펩팅다제의 원 개발사인 다케다약품공업에서 실시한 시판 후 임상시험결과 유효성 입증에 실패해 자발적 판매중단과 회수를 실시했다. 이 성분은 독일, 이탈리아, 대만, 일본 등 일부 국가에만 허가돼 있다. 이에 따라 식약청은 국내 제조업체에서 제출한 임상시험 자료 등에 대한 검토 및 중앙약사심의위원회 자문결과, 유효성을 입증할 만한 수준의 자료가 제출되지 않았다고 판단, 국내에 허가된 '세라티오펩티다제' 성분 함유제제에 대해 판매중지 등 조치를 취했다고 설명했다.

식약청은 "이번 시판중지 및 회수조치가 동 품목을 대체할 수 있는 의약품이 국내에 다수 있다는 점을 감안했다"며 "이 약을 복용중인 환자들은 의사 또는 약사와 상의해 적절한 약물로 대체를 검토하여 줄 것"을 당부했다.

2011. 3. 24 코리아헬스뉴스

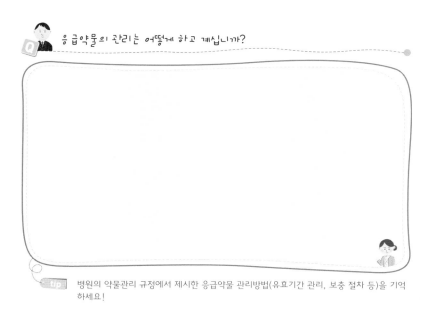

Q 응급약물의 관리는 어떻게 하고 계십니까?

tip 병원의 약물관리 규정에서 제시한 응급약물 관리방법(유효기간 관리, 보충 절차 등)을 기억하세요!

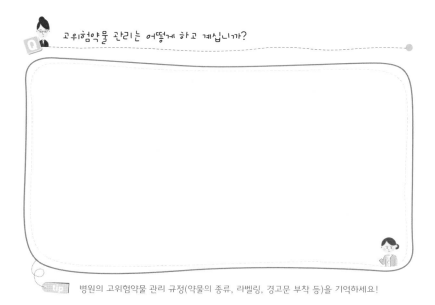

Q 고위험약물 관리는 어떻게 하고 계십니까?

tip 병원의 고위험약물 관리 규정(약물의 종류, 라벨링, 경고문 부착 등)을 기억하세요!

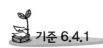

기준 6.4.1

안전한 약물투여에 대한 규정이 있고, 직원들은 이를 준수한다.

조사항목 (S, P, O)	조사방법	유형	조사결과		
1. 약물투여 관련 규정이 있다.(S)	ST	A	□유 □무		
2. 약물투여 시 환자명, 약물명, 투여경로, 용량, 투여시간을 확인한다.(P)	IT	B	□상	□중	□하
3. 고위험약물 투여 시 주의사항 및 부작용 발생 시 대처방안을 직원이 알고 있다.(P)	IT	B	□상	□중	□하
4. 고위험약물은 규정에 따라 다른 약물과 분리 보관하고 사용 후 즉시 폐기한다.(P)	IT	B	□상	□중	□하
5. 규정에 따라 입원 시 지참약을 투여한다.(P)	IT	B	□상	□중	□하
6. 규정에 따른 투약설명을 수행한다.(P)	IT	B	□상	□중	□하

기준 6.4.1은 약물투여 규정을 마련하고 있고, 약물투여 시 5가지 기본원칙(5 right)을 수행하며 고위험약물 투여 시 주의사항, 부작용 발생 시 대처방법, 보관, 지참약 관리, 투약설명 등의 과정이 병원의 규정에 따라 이루어지는지 조사하는 항목입니다.

- 약물투여 규정
  - ※ 약물투여가 허가된 직원 : 면허를 갖춘 원내 간호사가 의사의 약 처방 및 지시에 따라 투여. 주입 시 주의 관찰을 요하는 주사용 마약, 항암제, 헤파린 등 희석되지 않은 주사제는 의사가 직접 투여.
  - ※ 안전한 약물투여 과정, 기록, 입원 시 지참약 관리 절차, 투약설명, 필요 시 투여 후 관찰, 고위험약물의 정의, 고위험약물의 보관, 라벨링, 투여, 폐기, 투여 후 주의 관찰, 고농축 전해질의 약물농도 제한 등의 내용 포함.
- 약물투여 절차
  - ※ 투약 전 두 가지 이상의 환자정보를 통해 환자 확인.
  - ※ 투약의 5가지 기본원칙(정확한 환자, 약물, 용량, 시간, 투여경로 확인)을 수행.
  - ※ 모든 약물에는 투약 전에 환자명, 등록번호, 약물명, 투여경로, 용량, 투여시간이 포함된 라벨을 부착 관리.
  - ※ 혼동하기 쉬운 유사처방의 경우 약품확인에 주의를 기하고, 정확한 내용의 파악이 어려운 경우 처방 의사에게 재확인 후 투여.
- 고위험약물 투여 시 주의사항 및 부작용 발생 시 대처방안
  - ※ 처방, 조제, 투여 오류 시 환자에게 위험 가능성이 높은 약물 중 병원이 관리 대상으로 지정한 약물(헤파린, 고농축 전해질, 항암제 등).
  - ※ 예시 – 헤파린 투여
    - 응고시간이 치료범위 이상 길어지거나 출혈이 있으면 처방에 따라 투여용량을 조절하거나 투여 중단

- 혈종의 위험이 있으므로 근육주사는 피함
- Unit 단위로 처방된 모든 약물과 헤파린과 외관이 비슷한 약물을 분리 보관
- 과량 투여 시 즉시 투여를 중지하고 주치의에게 보고 후 처방에 따라 해독제인 황산프로타민(Protamine sulfate)을 헤파린에 희석하여 투여

● 고위험약물의 보관 및 폐기
  ※ 병원의 규정에 따라 일반 약물과는 별도 분리하여 보관하고 고위험약물의 라벨링 표식(고위험 표시)을 하고 약물 사용법에 대한 경고문도 함께 부착(예 : 고농축 전해질의 경우 "반드시 희석 후 사용"의 경고문을 부착). 사용 후 남은 약은 반드시 폐기하며 유효기간 표시 및 관리.

● 입원 시 지참약 투여 규정
  ※ 의료진은 환자 입원 시 복용 중인 지참약이 있는지 확인
  ※ 절차
    - 본원 처방 약품이 아닌 경우 지참약의 처방전을 확인
    - 필요시 약품 식별을 의뢰
    - 지참약의 복용 여부 주치의 결정
    - 지참약 중 복용 결정된 약품은 처방 입력하고 투약 기록지에 기록
    - 담당 간호사는 환자로부터 지참약을 회수, 보관하여 환자 스스로 임의복용 방지
    - 의약품은 투약시간과 용량에 맞춰 제공

● 투약설명 관련 규정
  ※ 투약설명이 필요한 약물 리스트 구비(예 : 항응고제 및 항혈전제, 항암화학요법 등)
  ※ 병원의 규정에 따라 환자명, 등록번호, 처방 약명 및 용량, 복용방법 확인 후 약물에 따른 효능, 부작용, 용법, 주의사항에 대해 안내문 등을 이용하여 환자 교육

Issue & Issue

헤파린 약물 과다 투여로 신생아 두 명 사망

임신 25주와 26주의 두 명의 미숙아가 성인 용량의 항응고제 헤파린 투여를 받고 사망한 사건이 발생했다.

미 인디애나 폴르시 메토디스트 병원 신생아 중환자실 대변인은 현지 시간으로 18일 약물의 과량 투여가 사람의 실수로 발생했다고 공식 발표했다.

추가적으로 네 명의 신생아가 같은 병원에서 헤파린 과량 투여를 받았으며 그중 한 명의 신생아만이 이와 같은

결과로 수술을 받고 있는 것으로 알려졌다.

헤파린은 미숙아의 혈전 생성을 예방하기 위해 흔히 투여되는 약물로서 과량 투여 시에는 심한 내부 출혈을 유발한다. 오늘 병원장은 "이와 같은 실수의 재발을 막기 위한 조사가 진행중이며 다시는 이런 일이 발생하지 않도록 할 것이다"라고 말했다.

2006. 9. 19 뉴시스

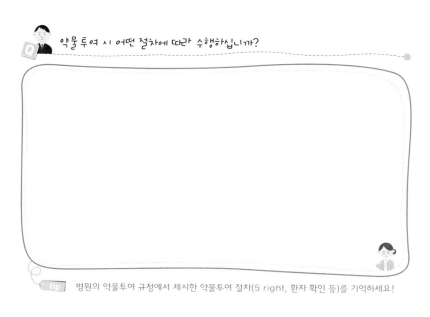

약물 투여 시 어떤 절차에 따라 수행하십니까?

tip 병원의 약물투여 규정에서 제시한 약물투여 절차(5 right, 환자 확인 등)를 기억하세요!

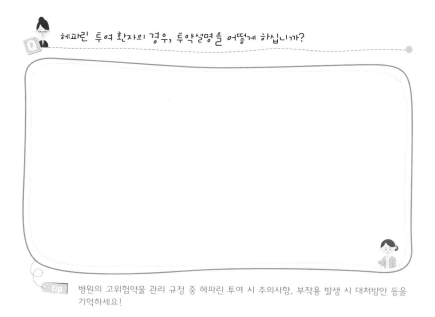

헤파린 투여 환자의 경우, 투약설명을 어떻게 하십니까?

tip 병원의 고위험약물 관리 규정 중 헤파린 투여 시 주의사항, 부작용 발생 시 대처방안 등을 기억하세요!

약물 관리

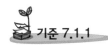

기준 7.1.1

환자의 권리와 책임을 존중하고, 사생활을 보호한다.

조사항목 (S, P, O)	조사방법	유형	조사결과		
1. 환자의 권리와 책임에 대한 규정이 있다.(S)	ST	A	□유	□무	
2. 환자의 권리와 책임을 직원들이 알고 있다.(P)	IT	B	□상	□중	□하
3. 환자에게 환자의 권리와 책임에 대한 교육을 시행한다.(P)	IT	B	□상	□중	□하
4. 진료과정에 환자가 참여한다.(P)	IT	B	□상	□중	□하
5. 사생활 보호를 위한 환자의 요구를 확인하는 절차가 있다.(P)	IT	A	□유	□무	
6. 환자의 신체 노출을 보호한다.(P)	IT	B	□상	□중	□하
7. 환자의 개인정보를 포함한 진료정보를 보호한다.(P)	IT	B	□상	□중	□하

기준 7.1.1은 환자의 권리와 책임에 대한 규정을 마련하고 있고, 이를 직원들이 숙지하여 환자에게 교육함과 동시에 진료과정에 환자의 참여, 사생활 보호를 위한 절차, 환자의 신체 노출 및 개인정보 보호가 규정에 따라 이루어지는지 조사하는 항목입니다.

- 환자의 권리와 책임에 대한 규정
  - ※ 환자의 권리 : 질병에 대한 설명을 들을 권리, 본인이 받게 되는 의료행위에 대한 설명을 듣고 시행 여부를 선택할 권리, 의무기록의 열람을 금지하여 진료상의 비밀을 보장받을 권리, 진료와 관련된 신체의 비밀을 보장받을 권리 등 포함.
  - ※ 환자의 책임 : 진료에 관련된 사안을 의료진에게 정확하게 제공할 책임, 치료계획에 적극적으로 참여하고 협력할 책임, 병원 규칙 및 규정에 따를 의무 등 포함.
- 환자의 권리와 책임에 대한 환자 교육 시행 : 전 직원은 교육을 이수하여야 함.
- 환자의 진료과정 참여
  - ※ 본인의 질병에 대한 설명, 본인이 받게 되는 치료, 검사, 수술, 입원 등의 의료행위에 대한 설명을 듣고, 시행 여부를 선택할 기회를 제공(예 : 동의서 작성 시 설명 제공).
  - ※ 진료과정에 환자를 참여시켜 환자의 알 권리와 진료의 투명성을 보장.
- 사생활 보호를 위한 절차
  - ※ 입원 시, 환자와 가족에게 사생활의 비밀 요구사항 등을 확인, 관리하는 절차.
  - ※ 정보보안 요청 여부 확인, 정보보안 동의서 작성, 정보보안 요청 사항 입력, 모든 직원의 정보보안 요청 내용 공유가 병원의 규정에 따라 이루어져야 함.
  - ※ 정보보안 서비스 사례
    - 병실 입구에 환자 이름 명기를 환자가 선택
    - 면회객 안내를 위한 '안내용 환자 조회' 명단에서 제외할 수 있음
    - 간호사실에 진단명을 게시하지 않고, 수술 및 당일 검사 대상자 게시 시에도 환자 이름을 전체 명기하지 않는 방법 등 활용

- 신체 노출 보호
  - ※ 외래 진료실 내 다른 환자의 진료 대기 금지.
  - ※ 진료나 치료 목적으로 신체 노출 시 환자가 수치심을 경험하지 않도록 배려 및 설명 (신체가 노출되지 않도록 커튼이나 파티션 이용).
  - ※ 신체 노출 시 필요 부위만 노출하고 노출 시간은 최소화.
  - ※ 입원 환자의 경우, 개인용 커튼을 이용하여 신체 노출을 최소화.

- 개인정보 및 진료정보 보호
  - ※ 개인정보 및 진료정보 보호를 위해 의무기록은 환자 본인과 법적으로 허용된 사람 외에는 조회를 금지.
  - ※ 환자의 의무기록을 컴퓨터로 조회 시 자리를 비울 경우 로그 아웃하거나 화면보호기를 설치하여 타인에게 노출되지 않도록 함.
  - ※ 공개 장소에서 환자의 개인정보 및 진료정보에 대해서 언급하지 않음.
  - ※ 간호사실에 진단명을 게시하지 않음.
  - ※ 환자의 의무기록을 출력물 형태로 보관 시 타인에게 노출되지 않도록 하고 파기 시에는 분쇄 파기하는 것을 원칙으로 함.

Issue & Issue

환자 인격권 위해 진료실 출입 사전동의 필요

최근 국회 보건복지위원회 소속 민주당 양승조 의원이 진료실 출입 전 환자로부터 사전 동의를 받도록 해야 한다는 의견을 밝혔다.

이에 국회 입법학연구소 김선영 입법연구원은 "아무리 좋은 목적이라도 과정과 절차가 적절치 않다면 개선이 필요하다"며 "의사들의 가치와 노력은 명예로운 것이지만 의사 앞이라도 환자와 임산부의 인격권이 소홀히 취급돼서는 안 되며 양승조 의원의 문제제기를 지지한다"고 밝혔다.

김 연구원은 "환자들이 대학병원을 찾는 이유는 첨단의료장비나 최신의료정보 습득체계가 갖춰진 점 등이 있는데 이러한 이유들을 무시하고 환자가 대학병원을 찾았을 때 수련의의 진료 참관이나 대리진료를 하는 것에 동의한 것이라고 보는 것은 위험한 해석"이라고 설명했다. 또한 양승조 의원실의 문제제기는 제3자에 대한 무조건적인 출입금지가 아니라 출입해야 할 인력에 대해 환자에게 사전 설명을 하고 환자 의사를 존중하자는 의미라고 강조했다.

한편, 국회 입법조사처 역시 양승조 의원의 문제제기에 대해 의료서비스는 공급자와 소비자 사이에 정보의 비대칭이 존재하므로 의료 소비자의 권익보호 측면에서 고지된 동의, 즉 충분한 정보 제공 후 동의를 구해 진료하는 것이 필요하다고 밝혔다.

2010. 11. 8 메디파나

환자 권리

이곳에 **우리 병원 규정과 지침**을 붙여 보세요

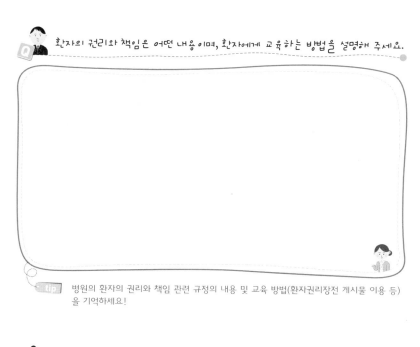

환자의 권리와 책임은 어떤 내용이며, 환자에게 교육하는 방법을 설명해 주세요.

tip 병원의 환자의 권리와 책임 관련 규정의 내용 및 교육 방법(환자권리장전 게시물 이용 등)을 기억하세요!

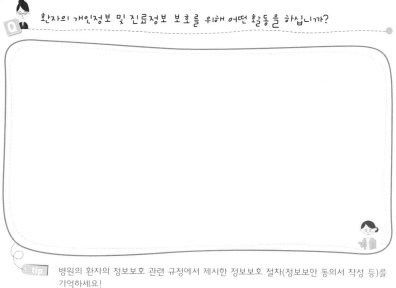

환자의 개인정보 및 진료정보 보호를 위해 어떤 활동을 하십니까?

tip 병원의 환자의 정보보호 관련 규정에서 제시한 정보보호 절차(정보보안 동의서 작성 등)를 기억하세요!

환자권리

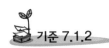

기준 7.1.2

취약환자의 권리와 안전을 보장한다.

조사항목 (S, P, O)	조사방법	유형	조사결과		
1. 취약환자의 권리를 보호하기 위한 규정이 있다.(S)	ST	A	□유 □무		
2. 관계법에 따른 학대 및 폭력 피해자를 위한 보고 및 지원체계를 직원들이 알고 있다.(P)	IT	B	□상	□중	□하
3. 신생아와 소아환자의 유괴를 예방하는 절차를 직원들이 알고 있다.(P)	IT	B	□상	□중	□하
4. 의사소통이 어려운 환자를 위한 지원체계를 직원들이 알고 있다.(P)	IT	B	□상	□중	□하
5. 장애환자의 편의를 위한 지원체계를 직원들이 알고 있다.(P)	IT	B	□상	□중	□하

기준 7.1.2는 취약환자의 권리를 보호하기 위한 규정을 마련하고 있고 학대 및 폭력 피해자, 의사소통이 어려운 환자, 장애환자, 신생아와 소아환자의 유괴 예방을 위한 지원체계를 마련하고 있으며, 이를 직원들이 숙지해서 업무에 적용하는지를 조사하는 항목입니다.

- 취약환자의 권리 보호 규정
  - ※ 취약환자는 학대 및 폭력 피해자, 유괴 가능성이 있는 신생아 소아환자, 의사소통이 어려운 환자, 장애환자를 의미.
  - ※ 포함 내용
    - – 학대 및 폭력 피해자를 위한 보고 및 지원체계
    - – 신생아와 소아환자의 유괴 예방 절차
    - – 의사소통이 어려운 환자를 위한 지원체계
    - – 장애환자의 편의를 위한 지원체계
    - – 직원 교육
    - – 환자 및 보호자 교육
- 학대 및 폭력 피해자를 위한 보고 및 지원 절차
  - ※ 관련법 : 아동복지법 제26조, 노인복지법 제39조, 성폭력범죄의 피해자 보호 등에 관한 법률 제22조.
  - ※ 병원의 규정에 따라 학대 및 폭력 피해가 의심되는 소아, 장애인, 노인과 성폭력, 가정폭력 환자가 내원할 시 각 의료기관의 정해진 부서로 연결하여 조치(예 : 사회사업팀).
  - ※ 학대 및 폭력 피해자 내원 시 증거기록(환자상태 기술, 도해나 사진, 동영상 등)을 의무기록에 기록, 관계 기관에 신고.
  - ※ 법적으로 유효한 증거물 채취를 위해 경찰 공무원 입회하에 증거물을 채취. 의료진은 학대/폭력을 입증할 수 있는 상황이나 증상/증후 평가, 손상이나 후유증에 대한 의학적 진단 및 치료 담당, 입원이 요구되는 의학적 상태인 경우 입원 절차 수행, 필요 시 응급조치를 취한 후 의무기록에 기록.

- 신생아와 소아환자 유괴 예방
  - ※ 입원 즉시 환자등록팔찌 부착(빠질 경우 즉시 재착용). 신생아와 소아환자는 보호자가 1인 이상 상주하고 이동 시 보호자 또는 신원이 확인된 직원이 동행.
  - ※ 안전요원이 주야간 순회. 신생아와 소아환자가 있는 병실은 외부인 출입통제(CCTV 모니터링 및 출입관리 실시).
  - ※ 신생아 및 소아환자 입원 시 보호자에게 유괴 예방 교육.
  - ※ 신생아 및 소아환자 유괴 발생 시 담당 부서로 신고. 담당 부서는 관련 조치 수행.
- 의사소통이 어려운 환자 지원체계
  - ※ 외국인 환자 : 각 병원의 규정에 따라 전담 부서를 통해 모든 외국인 환자의 통역을 지원하거나 보건복지부 산하 지역응급의료센터(외부 #1399)를 통해 지원하는 등 의사소통 지원체계를 마련해야 하고 직원들이 지원체계를 숙지, 업무에 적용할 수 있어야 함.
  - ※ 청각장애인 환자 : 장애인용 통신중계서비스를 활용하여 영상수화전화서비스를 지원하거나 병원 내 수화 가능자(수화통역 자격증 소지자) 명단을 마련, 직원들이 활용할 수 있도록 공지.
- 장애환자 지원체계
  - ※ 장애인을 위한 전용 주차공간, 화장실, 접수 데스크, 엘리베이터, 진료예약 및 수납창구와 같은 시설 운영.
  - ※ 도움이 필요한 장애인을 위한 에스코트 서비스 지원 마련.

Issue & Issue

1339 이용 외국인 환자, 3년간 급증

최근 3년간 서울응급의료정보센터(1339)을 이용한 외국인 환자가 총 1만 3283명에 달하는 것으로 집계됐다.

서울시는 "이 같은 수치는 매년 40% 이상 증가한 결과"라며 "외국인 응급의료서비스는 1339가 위탁받아 24시간 연중 무휴로 운영 중"이라고 29일 밝혔다.

서울시에 따르면 1339에는 현재 영어, 중국어, 일본어 상담(통역)이 가능한 인력이 상주하고 있고, 내과, 응급의학과, 흉부외과, 성형외과 전문의를 비롯해 간호사 등 15명의 근무 중이다.

상담 내역별로는 의료기관 안내를 받은 환자가 전체 환자의 53%를 차지했고 이어 질병상담 11%, 응급처치지도 2.4% 등의 순으로 나타났다.

이처럼 응급의료서비스를 찾는 외국인이 늘자 서울시는 올 하반기부터 최근 베트남, 몽골 환자에 대한 서비스도 늘려 나갈 계획이다.

서울시 모현희 보건정책과장은 "서울에서는 외국인도 필요하면 언제나 응급의료서비스를 받을 수 있도록 할 것"이라며 "누구에게나 서울이 건강하고 행복한 도시로 다가갈 수 있도록 노력하겠다"고 말했다.

2011. 4. 29 데일리메디

환자 관리

이곳에 **우리 병원 규정과 지침**을 붙여 보세요

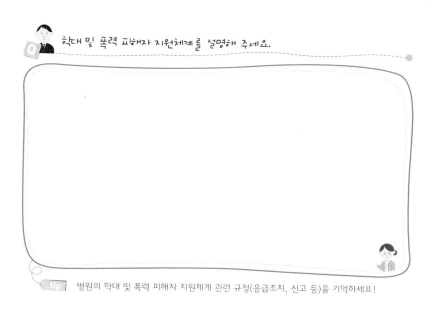

학대 및 폭력 피해자 지원체계를 설명해 주세요.

병원의 학대 및 폭력 피해자 지원체계 관련 규정(응급조치, 신고 등)을 기억하세요!

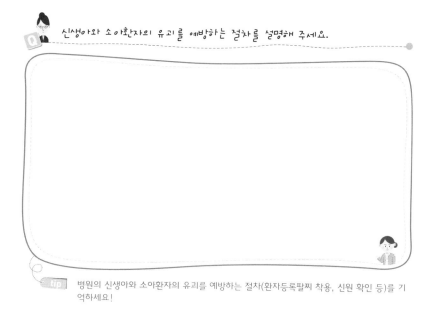

신생아와 소아환자의 유괴를 예방하는 절차를 설명해 주세요.

병원의 신생아와 소아환자의 유괴를 예방하는 절차(환자등록팔찌 착용, 신원 확인 등)를 기억하세요!

기준 7.2

환자의 고충사항을 처리할 수 있는 체계가 있으며, 이를 적절하게
운영한다.

조사항목 (S, P, O)	조사방법	유형	조사결과		
1. 환자의 불만 및 고충처리 절차가 있다.(S)	DR	A	□유	□무	
2. 환자와 가족에게 불만 및 고충처리 절차를 안내한다.(P)	IT	B	□상	□중	□하
3. 불만 및 고충사항을 처리한다.(P)	DR	A	□유	□무	
4. 환자의 불만 및 고충유형을 분석하여 보고한다.(P)	DR	A	□유	□무	
5. 분석결과에 따라 개선활동을 시행한다.(P)	DR	A	□유	□무	

기준 7.2는 환자의 불만 및 고충처리 절차를 마련하고 있고, 이를 환자 및 보호자에게 안내하고
접수된 불만 및 고충사항을 분석, 개선하는 활동이 이루어지고 있는지 조사하는 항목입니다.

● 불만 및 고충처리 절차
  ※ 환자 불만 및 고충처리 절차에는 안내, 접수, 처리, 환류 등의 과정을 포함.
  ※ 직원들은 환자 불만 및 고충처리 절차에 대해 숙지하여 환자 및 그 보호자에게 불만 및 고
    충처리 관련 요청사항을 절차에 따라 접수할 수 있도록 해야 함.
  ※ 접수방법 안내 : 전화, 인터넷 홈페이지, 직접 면담, 건의함, FAX를 통한 접수. 상시 접수
    가능. 일반적인 고충 문제는 담당간호사나 부서 수간호사를 통해 상담 가능함을 안내.
  ※ 병원의 규정에 따라 불만 및 고충처리 주관 부서는 접수된 사항을 처리하고 그 실적을 기
    록 관리함.

● 불만 및 고충유형 분석 및 보고
  ※ 불만 및 고충유형 분석 결과를 정기적으로 경영진에게 보고.
  ※ 문제 재발 방지 및 예방을 위한 개선안을 마련, 적용.
  ※ 개선안에는 병원 시스템이나 프로세스의 개선, 절차 및 프로토콜의 제작 또는 보완, 직원
    교육, 인력 및 장비 지원 등의 일련의 활동을 포함.

Q 환자의 불만 및 고충처리 접수 방법을 어떻게 안내하시는지 말씀해 주세요.

tip 병원의 환자 불만 및 고충처리 절차 관련 규정의 접수 방법(전화, 건의함 등)을 기억하세요!

Q 접수된 불만 및 고충처리 내용은 어떻게 관리되나요?

tip 병원의 환자 불만 및 고충처리 규정에서 제시한 불만 및 고충유형, 실적 관리 방법을 기억하세요!

기준 7.3

환자 및 보호자에게 진료 혹은 연구목적으로 동의서를 받는 체계가
있으며, 이를 적절하게 운영한다.

조사항목 (S, P, O)	조사방법	유형	조사결과		
1. 진료동의서에 대한 규정이 있다.(S)	DR	A	□유 □무		
2. 연구동의서에 대한 규정이 있다.(S)	DR	A	□유 □무 □미해당		
3. 규정에 따라 수술 및 마취동의서를 받는다.(P)	IT	B	□상 □중 □하		
4. 규정에 따라 고위험시술 동의서를 받는다.(P)	IT	B	□상 □중 □하		
5. 규정에 따라 혈액제재, 고위험약물 사용동의서를 받는다.(P)	IT	B	□상 □중 □하		
6. 환자 및 보호자는 진료결정에 참여할 수 있는 적합한 정보를 제공받는다.(P)	IT	B	□상 □중 □하		
7. 규정에 따라 임상연구동의서를 받는다.(P)	IT	B	□상 □중 □하 □미해당		

기준 7.3은 진료목적과 연구목적의 동의서 관련 규정을 마련하고, 이 규정에 따라 각종 시술, 수
술 등의 절차 전에 동의서를 받는지 여부와 환자에게 진료결정에 참여할 수 있는 기회를 제공하
는지 조사하는 항목입니다.

- 동의서 관련 규정
    - ※ 동의서 작성범위
        - ① 일반 동의서
        - ② 수술/시술/검사(마취, 수혈)에 대한 동의서
        - ③ 진정동의서
        - ④ 약물동의서
        - ⑤ 수혈동의서
        - ⑥ 연구동의서 등
    - ※ 동의서는 행위 시마다, 행위 전에 받는 것이 원칙(단, 응급상황이거나 환자가 의사결정을
      할 수 없을 때에는 환자의 치료를 위해 동의 없이 의료행위를 진행할 수 있음).
    - ※ 동의서 대상 : 수술, 고위험시술, 혈액 및 고위험약물(항암화학요법 등).
    - ※ 동의서 포함 내용 : 환자상태 또는 특이사항, 예정된 의료행위 종류, 예정된 의료행위의 목
      적 및 필요성, 방법, 회복과 관련하여 발생할 수 있는 문제 등.

※ 동의권자 : 환자만이 동의할 수 있는 것이 원칙이므로 환자에게 직접 설명. 보호자나 법정대리인이 동의권자가 될 경우 반드시 그 사유를 동의서에 기록.

- 진료동의서의 경우, 환자 및 보호자는 적합한 정보를 제공받음
  ※ 환자상태, 제안된 치료, 잠재적 효과 및 단점, 가능한 대안, 치료받지 않을 경우 발생 가능할 결과 등이 포함.

- 연구동의서
  ※ 유전자 연구과제 : 생명윤리 및 안전에 관한 법률, 법정시식 유전자 검사/연구동의서 포함.
  ※ 일반 연구과제 : 연구지원기관에서 제시한 형식에 준한 내용 포함.
  ※ 설명 및 동의는 연구 전에 피실험자에게 받음.

Issue & Issue

'수혈시 환자 설명 및 동의서 의무화 법안' 발의

환자나 보호자들이 수혈에 관한 필요성 및 부작용 등 정확한 정보를 제공받고 스스로 수혈을 결정할 수 있도록 수혈설명 후 동의서를 작성하는 것이 필요하다는 법안이 발의됐다.

질병관리본부의 조사에 따르면 의료인들이 수혈 시 설명을 하고 동의서를 취득해야 한다는 당위성에는 동감하지만 수혈 시 설명 및 동의에 대한 표준절차 및 서식이 없어 수혈동의서를 작성하기가 어렵다. 실질적으로 수혈동의서를 실제 사용하는 의료기관은 전체 조사대상 중 6.7%에 불과한 것으로 나타났다. 이에 이번 개정안은 "의료인이 환자나 그 보호자에게 수혈 시 수혈에 관한 설명 후 수혈동의서를 받도록 함으로써 수혈의 안전성과 적정성 향상에 기여하여 국민건강을 보호한다"는 내용을 골자로 한다.

2011. 3. 23 약업신문

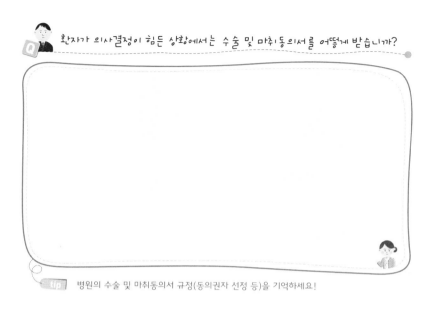

환자가 의사결정이 힘든 상황에서는 수술 및 마취동의서를 어떻게 받습니까?

tip 병원의 수술 및 마취동의서 규정(동의권자 선정 등)을 기억하세요!

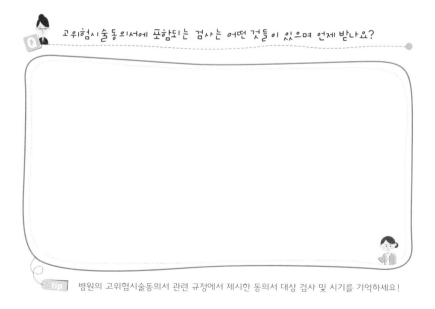

고위험시술동의서에 포함되는 검사는 어떤 것들이 있으며 언제 받나요?

tip 병원의 고위험시술동의서 관련 규정에서 제시한 동의서 대상 검사 및 시기를 기억하세요!

기준 7.4

장기 및 기타 조직의 기증, 적출과 이식을 관리하는 체계가 있고,
이를 적절하게 운영한다.

조사항목 (S, P, O)	조사방법	유형	조사결과			
1. 장기기증 및 이식과정에 대한 규정이 있다.(S)	DR	A	□유	□무	□미해당	
2. 잠재 뇌사자가 발생한 경우, 관계 기관에 신고하는 절차가 있다.(S)	IT	A	□유	□무		
3. 환자와 가족의 결정을 지원하기 위한 정보를 제공한다.(P)	IT	B	□상	□중	□하	□미해당
4. 규정에 따라 장기를 확보한다.(P)	IT	B	□상	□중	□하	□미해당
5. 규정에 따라 장기를 기증한다.(P)	IT	B	□상	□중	□하	□미해당
6. 규정에 따라 장기이식을 수행한다.(P)	IT	B	□상	□중	□하	□미해당

기준 7.4는 장기기증 및 이식과정에 대한 규정을 마련하고 있고, 이에 따라 잠재 뇌사자가 발생시 절차에 따라 신고, 장기이식 관련 제반 업무를 수행하는지 조사하는 항목입니다.

- 장기기증 및 이식과정에 대한 규정
  ※ 잠재 뇌사자 발생 시 장기 등 이식에 관한 법률 제17조 제1항에 의거 장기구득기관의 장에게 알리거나 국립장기이식관리센터(KONOS : Korean Network for Organ Sharing)에 신고하여, 뇌사판정을 위한 검사시행, 장기기증을 위한 상담 등이 이루어질 수 있도록 하는 절차를 수립해야 함.

- 뇌사판정 기준
  1) 외부자극에 전혀 반응이 없는 깊은 혼수상태
  2) 자발호흡의 불가역성 소실
  3) 양안동공의 확대고정
  4) 뇌간반사의 완전소실
     - 광반사 소실   - 각막반사 소실   - 안구두부반사 소실
     - 전정안구반사 소실   - 모양체척수반사 소실   - 구역반사 소실
     - 기침반사 소실
  5) 자발운동, 제뇌강직, 제피질강직, 경련 등이 나타나지 않음
  6) 무호흡 검사 : 100% 산소 또는 95% 산소 + 5% 이산화탄소를 10분간 인공호흡기로 흡인시킨 후 인공호흡기를 제거하고 100% 산소를 기관내관을 통해 분당 6L로 공급하면서 10분 이내에 혈압을 관찰하고 혈액 이산화탄소 분압이 50torr 이상으로 상승하게 됨을 확인. 이 조작으로도 자발호흡이 유발되지 않으면 호흡정지가 불가역적이라고 판정

7) 뇌파검사 : 상기 검사들을 6시간 후에 재확인한 후, 뇌파를 검사하여 평탄뇌파를 30분 이상 확인

- 장기이식의료기관은 장기 및 기타 조직의 기증에 관한 환자와 가족의 결정을 위해 지원하는 체계를 수립.
  - 이식대상자 및 가족, 기증자 가족과 보호자를 대상으로 면담을 실시해 신뢰감을 형성하고, 가족들이 뇌사를 어떻게 받아들이는지 확인
  - 장기기증에 대한 안내문을 제공하고, 관련된 충분한 정보 제공
  - 관련 의료진은 이식대상자와 기증자의 의료적 상황과 향후 진행과정을 상세히 이식대상자와 기증자 가족에게 설명

Issue & Issue

국가에서 장기이식 시스템 잘 정비해야
장기이식 활성화된다

"장기기증은 각 국가 내에서 해결해야 합니다. 이를 위해선 국가가 수요자, 공급자 예측을 할 수 있는 시스템을 정비해야 합니다."

미국 로스앤젤레스 캘리포니아대(UCLA) 의학센터 가브리엘 다노비치는 박사는 25일 서울대의대 의생명연구동에서 기자들과 만난 자리에서 장기이식 활성화의 책임이 정부에 있다고 강조했다.

현재 국내 장기이식 희망대기자는 약 1만3000명이다. 하지만 장기기증자가 부족하기 때문에 중국 등 다른 나라의 불법 장기를 이식하는 사례도 있다.

다노비치 박사는 "개인이 장기기증을 할 경우 가족들과 충분한 대화를 통해 이를 이해시키는 작업도 필요하다"고 설명했다.

특히 정부에서는 이식 전후의 기증자의 관리가 중요하다. 잘 끝난 수술이라도 기증자의 안전에 문제가 생긴다면 그 수술을 실패라고 볼 수 있기 때문이다. 따라서 이를 위한 가이드라인이 제정돼야 한다.

다노비치 박사는 "한국의 경우 아시아에서 가장 발달된 의료시설이나 시스템을 가진 나라이다. 때문에 장기이식과 관련된 시스템이 잘 정비되면 다른 아시아 국가에 본보기가 될 수 있다"며 "한국 국가에서 장기기증시스템에 관심을 갖고 장기이식 활성화에 노력했으면 한다"고 강조했다.

2011. 4. 25 파이낸셜 뉴스

생존 시 장기이식이 이루어질 경우,
기증자와 수혜자에게 반드시 확인해야 할 내용은 무엇입니까?

tip 병원의 장기기증 및 이식 관련 규정 중 생체이식 절차를 기억하세요!

잠재 뇌사자가 발생한 경우, 관계 기관에 신고하는 절차는 어떻게 됩니까?

tip 병원의 장기기증 및 이식 관련 규정 중 잠재 뇌사자 신고절차를 기억하세요!

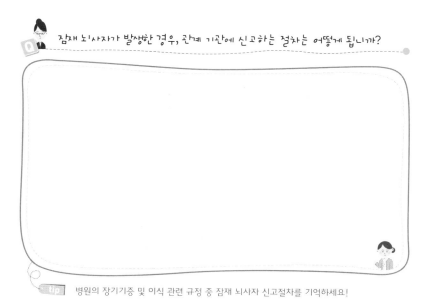

기준 8.1

의료기관의 최고책임자는 조직의 미션을 승인하고 공표함으로써
기관의 운영방향을 공유한다.

조사항목 (S, P, O)	조사방법	유형	조사결과		
1. 조직의 미션(사명)이 있다.(S)	LI	A	□유	□무	
2. 조직의 미션을 이행하기 위한 활동을 수행한다.(S)	LI	B	□상	□중	□하
3. 조직의 미션을 전 직원에게 공지한다.(S)	LI	A	□유	□무	
4. 직원들은 조직의 미션이 공지되었는지 알고 있고, 그 내용을 이해하고 있다.(P)	IT	B	□상	□중	□하

기준 8.1은 조직의 미션을 수립하고 있고, 전 직원이 공유하고 있는지 확인하는 조사항목입니다.

* **조직의 미션 수립**
  ※ 병원의 설립이념 및 운영방향에 맞는 미션과 비전을 수립하고 이를 수립/개정 시 전 직원
  이 참여하는 과정을 거쳐야 함.

* **미션을 수행하기 위한 활동**
  ※ 미션의 전 직원 공유 활동이 우선되어야 함.
  ※ 병원에 따라 워크숍이나 TFT 등이 구성되어 미션을 수행하기 위한 구체적인 활동 도출.

* **미션의 공유를 위한 활동**
  ※ 미션의 전 직원 공유를 위한 지속적인 교육
  ※ 미션 선포식 개최
  ※ 사내 전산망을 이용한 공지
  ※ PC의 화면보호기를 이용한 공지 등

Q 조직의 미션과 비전은 무엇입니까?

tip 우리 병원의 미션과 비전을 기억하세요. 병원 게시판, 사내 인트라넷 등 항상 확인 가능한 곳에 게시되어 있답니다.

Q 조직의 미션 공유는 어떻게 이루어지고 있습니까?

tip 병원에서 이루어졌던 미션 선포식, 내부 전산망을 통한 공지 등을 기억하세요!

병원 경영

기준 8.5.1

최고책임자는 환자의 권리와 책임을 보호하고, 윤리적 갈등을 해결하기 위한 윤리 관리체계를 갖추고 적절히 운영한다.

조사항목 (S, P, O)	조사방법	유형	조사결과
1. 윤리위원회가 있다.(S)	LI	A	□유 □무
2. 윤리위원회는 규정에 따라 업무를 수행한다.(P)	LI	A	□유 □무
3. 윤리적 갈등 해결을 위한 절차가 있다.(S)	LI	A	□유 □무
4. 절차에 따라 갈등 해결을 지원한다.(P)	LI	A	□유 □무

기준 8.5.1은 병원 내 윤리위원회를 구성하고 있으며, 규정을 수립하여 그에 따라 업무를 수행하고 윤리적 갈등이 발생 시 절차에 따라 갈등 해결이 이루어지고 있는지 조사하는 항목입니다.

- 윤리위원회
    - ※ 역할
        - 병원 정책 중 의료윤리와 관련된 상황, 의료분쟁에 대한 윤리적 자문과 권고 제공
        - 윤리적 갈등 해결을 위한 중재와 판단.
    - ※ 윤리적 갈등 상황
        - 의료행위와 관련하여 의료진과 환자 사이의 윤리적인 딜레마 상황.
        - 대표적으로 치료거부 및 연명치료 중단과 같은 경우가 해당.
    - ※ 윤리위원회의 심의 사항(예시)
        - 병원윤리강령에 의한 의료윤리 교육계획 및 시행에 관한 사항.
        - 병원정책 중 의료윤리와 관련된 사항.
        - 환자권리에 대한 사항.
        - 환자의 권리 존중 및 특정진료를 위한 윤리적 판단이 필요한 경우.
        - 장기이식 시행에 따른 적절성 심의평가에 관한 사항.
        - 진료평가위원회에 회부된 의료분쟁에 대한 윤리적 자문과 권고 등.

- 윤리적 갈등해결 절차(예시)
    - ※ 병원의 규정에 따라 진행하며 담당 의료진이 환자와 보호자와 1차로 해결하는 것을 원칙으로 함.
    - ※ 원만한 해결이 어려울 때에는 의료윤리위원회에 심의를 요청.
    - ※ 의료윤리위원회에서 충분한 논의를 거쳐 결정을 내림.
    - ※ 심의결과에 따라 갈등 해결(윤리적인 갈등 상황 종결).
    - ※ 갈등 해결 결과를 의료윤리위원회 위원장에 보고.

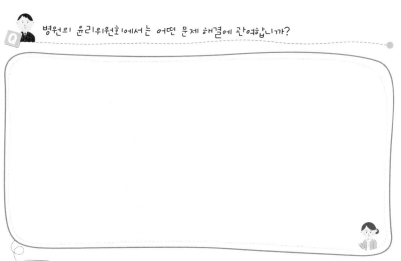

병원의 윤리위원회에서는 어떤 문제 해결에 관여합니까?

tip 병원의 윤리위원회 관련 규정에서 제시한 심의사항을 기억하세요!

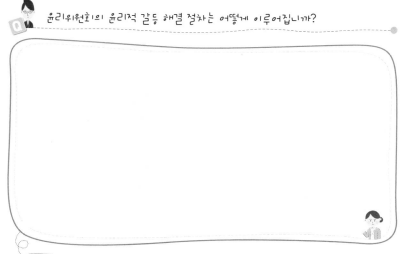

윤리위원회의 윤리적 갈등 해결 절차는 어떻게 이루어집니까?

tip 병원의 윤리위원회 관련 규정에서 제시한 갈등 해결의 단계적 절차(접수, 논의, 보고 등)를
기억하세요!

병원 경영

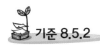

기준 8.5.2

의료사회복지체계를 통해 의료서비스에 대한 요구도를 충족시키고, 이를 지원한다.

조사항목 (S, P, O)	조사방법	유형	조사결과
1. 의료사회복지체계가 있다.(S)	DR	A	□유 □무
2. 지원 필요성을 조사하여 필요한 경우 이를 지원한다.(P)	DR	B	□상 □중 □하

기준 8.5.2는 병원에 의료사회복지체계를 마련하고 있고, 이를 필요로 하는 환자가 있을 시 절차에 따라 지원하고 있는지를 조사하는 항목입니다.

- 의료사회복지체계
  - ※ 의료사회복지 기능의 수행, 환자 상담과정, 진료비용 지원 또는 사회공헌 실적(보육시설, 학교 등 지역학회 의료지원)의 관리를 포함한 의료사회복지체계가 마련되어 있어야 함.

- 절차
  - ※ 병원 내 의료사회복지 업무를 주관하는 부서에서 관여하는 환자상담은 심리사회적 상담, 경제적 문제 상담, 지역사회 자원연결 상담, 재활상담 등을 포함.
  - ※ 상담 요청이 오면 주관 부서에서는 환자와 상담 스케줄을 잡고, 필요한 의료사회복지 서비스를 평가하여 이를 토대로 담당 의료진과 협의해 상담계획을 수립.
  - ※ 수립된 계획은 병원장 및 원내 해당 위원회의 심의 절차를 거쳐 시행.
  - ※ 시행 후에도 주기적인 모니터링을 통해 환자가 받고 있는 의료사회복지 서비스의 질을 평가.
  - ※ 추가적으로 요구되는 사항을 확인해 재설계 혹은 종결하거나 지역사회와 연계하여 지속적인 의료사회복지 서비스 혜택을 유지.

- 지원방법
  - ※ 진료비용 및 의료지원이 필요한 환자가 확인되면 담당 의료진과 협의, 위원회에 심의 대상자로 선정.
  - ※ 위원회는 의료사회복지 서비스 주관 부서의 환자상담을 통해 획득한 자료를 토대로 환자의 지원 여부와 범위를 결정, 병원장 결재를 얻음.
  - ※ 유관부서에 업무 협조를 요청하여 진료비용 및 의료지원을 받을 수 있도록 함.

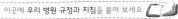

Q 의료사회복지 서비스가 필요한 환자에게 어떤 절차에 따라 지원이 제공됩니까?

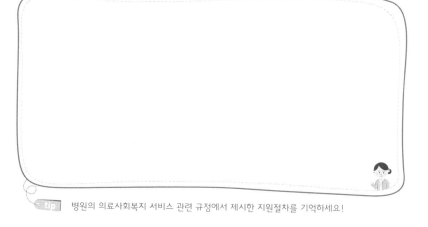

tip 병원의 의료사회복지 서비스 관련 규정에서 제시한 지원절차를 기억하세요!

Q 의료사회복지 서비스에는 어떤 지원활동이 있습니까?

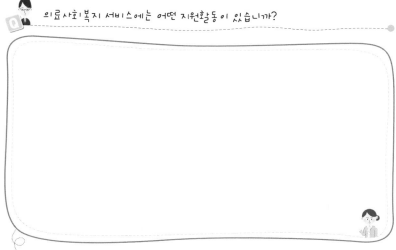

tip 병원의 의료사회복지 서비스 관련 규정에 제시된 의료사회복지 서비스의 종류를 기억하세요!

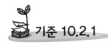

기준 10.2.1

수술환자의 의료 관련 감염발생의 위험을 예방하기 위해 적절한 감염관리 활동을 수행한다.

조사항목 (S, P, O)	조사방법	유형	조사결과
1. 수술장 감염관리 규정이 있다.(S)	ST	A	□유 □무 □미해당
2. 규정에 따라 수술기구의 멸균과 소독을 관리한다.(P)	ST/IT	B	□상 □중 □하 □미해당
3. 규정에 따라 수술장의 환경을 관리한다.(S)	ST/IT	B	□상 □중 □하 □미해당
4. 규정에 따라 수술장 인력의 마스크, 보안경, 복장의 착용을 관리한다.(P)	ST/IT	B	□상 □중 □하 □미해당

기준 10.2.1은 수술장 감염관리 규정을 마련하고 있고, 그에 따라 수술기구의 멸균과 소독, 감염 예방을 위한 활동, 환경관리가 이루어지는지 조사하는 항목입니다.

- 수술장 감염관리 규정
    - ※ 수술장의 제한구역 구분
        - 제한구역 : 수술실, 스크럽 지역, 소독물품 보관실, 마취준비실, 수술준비실 등
        - 제한구역 제외 장소 : 직원휴게실, 마취과 의사실 등
    - ※ 환경관리 : 양압관리, 수술 중 문닫힘, 환경균 배양 등.
    - ※ 수술 전 손 위생 : 손소독제 사용, 장신구 착용 금지, 브러시 사용 경우와 사용하지 않는 경우 손 위생, 손 건조법 등.
    - ※ 수술기구의 멸균 및 소독관리
    - ※ 수술장 인력의 복장 및 보호구 착용
    - ※ 오염 린넨 및 의료폐기물 관리 : 신체 적출물 등 의료폐기물 및 오염 린넨의 안전한 수거 및 이동.

- 수술기구의 멸균과 소독관리
    - ※ 바늘, Needle holder 등 끝이 예리한 기구는 단백질 분해제에 담근 후 솔로 닦음.
    - ※ 소독제 사용 시 고수준소독제에 침적한 후 물로 세척, 증류수로 한 번 더 헹군 후 건조.
    - ※ 감염환자 수술기구는 사용 후 소독용액에 세척 후 멸균.
    - ※ 일반 환자 수술기구는 물로 세척 후 멸균.
    - ※ 고압증기멸균이나 건열멸균이 가능한 물품과 소독제를 이용한 소독 가능 물품 구분, 소독 절차에 따라 멸균 및 소독관리.

- 수술장의 소독물품 보관
  ※ 멸균물품 보관실은 보푸라기, 해충 등이 없어야 하고, 문을 항상 닫아둠.
  ※ 보관실 내 온도와 습도를 적절하게 유지.
  ※ 각 멸균물품의 멸균 유효기간을 외부 indication에 표시.
  ※ 사용 전 반드시 확인.
  ※ 장기 보관 멸균물품의 유효기간은 정기적으로 점검.
  ※ 멸균물품은 오염물질과 분리하여 보관.
  ※ 멸균품의 유효일자를 매일 확인.

- 수술 전 손 위생 : 브러쉬를 사용 시 손소독 비누(예 : 7.5% 베타딘 비누)를 사용하고 브러쉬를 사용하지 않는 경우 Avagard CHG를 사용(각 의료기관의 지침에 따름).

- 수술장의 환경관리
  ※ 오염세탁물 보관 장소 : 오염세탁물 표식과 함께 지정된 장소에 보관.
    - 모든 오염된 세탁물 : 감염 방지를 위해 비닐봉지로 싼 오염성 햄퍼에 분리수거
    - 세탁이 불가능하고 감염위험이 높은 세탁물 : 의료폐기물 규정에 따라 비닐로 여러 번 밀봉 후 의료폐기물 박스에 담아 폐기물 처리 절차에 따라 폐기
  ※ 환경관리
    - 수술실의 문은 기구, 의료인, 환자의 출입 시 외에는 항상 닫혀 있어야 함
    - 수술실 환기는 규정에 따라 조절되고, 불필요한 이동이나 말은 하지 말아야 함
    - 수술실의 공기압은 양압유지(주변의 공기가 들어오는 것 제한)
    - 수술실에 공급되는 공기의 흡입구는 모든 종류의 배기구와는 떨어진 가능하면 높은 곳에 위치
    - 수술실에 공급되는 공기용 필터는 적어도 90% 이상 먼지를 제거할 수 있는 것을 사용(정형외과적 이식수술을 할 경우 초청정 공기(ultra air)가 공급되어야 함)
    - 수술실은 온도는 18~24도가 적당하며, 습도는 50~55%를 유지

- 수술장 인력의 복장 : 수술복, 마스크, 모자, 필요시 보안경 또는 안면보호대 착용

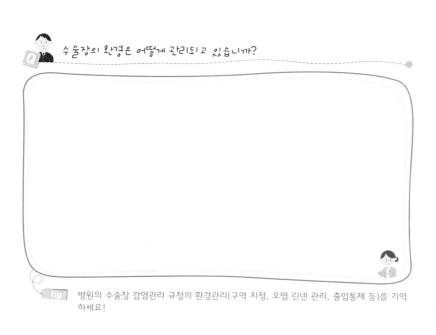

Q 수술장의 환경은 어떻게 관리되고 있습니까?

tip 병원의 수술장 감염관리 규정의 환경관리(구역 지정, 오염 린넨 관리, 출입통제 등)를 기억하세요!

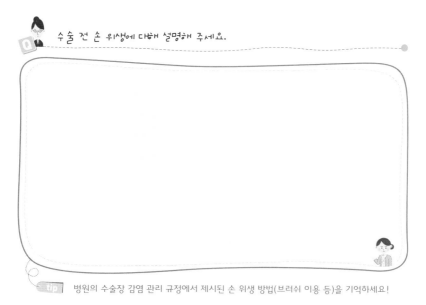

Q 수술 전 손 위생에 대해 설명해 주세요.

tip 병원의 수술장 감염 관리 규정에서 제시된 손 위생 방법(브러쉬 이용 등)을 기억하세요!

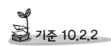

기준 10.2.2

중환자실 환자의 의료 관련 감염발생의 위험을 예방하기 위해 적절한 감염관리 활동을 수행한다.

조사항목 (S, P, O)	조사방법	유형	조사결과
1. 중환자실의 감염관리 규정이 있다.(S)	ST	A	□유　□무　□미해당
2. 규정에 따라 중환자실의 환경을 관리한다.(P)	ST/IT	B	□상　□중　□하 □미해당
3. 규정에 따라 기도흡인을 관리한다.(S)	ST/IT	B	□상　□중　□하 □미해당
4. 규정에 따라 방광 내 유치도뇨관을 관리한다.(P)	ST/IT	B	□상　□중　□하 □미해당
5. 규정에 따라 말초정맥관을 관리한다.(P)	ST/IT	B	□상　□중　□하 □미해당
6. 규정에 따라 중심정맥관을 관리한다.(P)	ST/IT	B	□상　□중　□하 □미해당

기준 10.2.2는 중환자실 감염관리 규정을 마련하고 있는지, 중환자실의 환경, 기도흡인, 유치도뇨관, 말초정맥관, 중심정맥관의 관리가 잘 이루어지는지 조사하는 항목입니다.

- 중환자실 감염관리 규정
  ※ 환경관리 : 병상 간 간격, 세면시설, 청소방법, 격리실 준수 여부, 오염/청결구역 구분.
  ※ 기도흡인을 통한 감염예방 및 관리 : 멸균 카데터 교환주기, 손 위생 등.
  ※ 호흡장비 관리 : 산소마스크, 앰부백 등의 개별 사용, 가습용 증류수의 멸균 등.
  ※ 방광 내 유치도뇨관 감염관리 : 소변백의 위치, 유치도뇨관과 소변백의 폐쇄상태 유지, 소변검체 채취방법 등.
  ※ 말초정맥관 관리 : 삽입일시 기재 등.
  ※ 중심정맥관 관리 : 삽입부위 확인, 멸균 드레싱 적용, 상태 기록 등.

- 중환자실 환경관리
  ※ 직접 접촉에 의한 감염의 기회를 감소시키기 위해 기구 놓을 자리와 통로를 위한 충분한 공간 확보(환자와 환자 사이는 충분한 공간(최소 1.5m)과 커튼이나 벽과 같은 물리적인 차단막 마련).
  ※ 환기 : HEPA 필터를 정기적으로 교환. 중환자실로 통하는 모든 출입문은 항상 닫아 둠. 집단감염이 의심될 경우는 감염관리실에 세균배양 검사 의뢰.

※ 출입관리
- 직원이 중환자실을 출입할 시에는 최소한의 인원이 출입하도록 통제.
- 중환자실 출입 전후에는 반드시 소독비누로 손 위생 실시.

※ 방문객 및 대기실 관리 : 출입 최소화, 유·소아 출입금지, 출입 전후 손 위생 실시.

※ 청소
- 혈액, 혈액 산출, 각종 체액을 바닥에 엎지르거나 떨어뜨렸을 경우는 10배 희석한 락스를 사용하여 닦음.
- 사용한 걸레는 소독제를 이용하여 깨끗이 세탁한 후 건조.
- 퇴원 침상과 중환자 카트(critical care cart)는 반드시 소독제를 이용해 닦음.

※ 격리환자 병실 청소
- 환자가 사용한 모든 물품은 오염된 것으로 간주하여 소독제로 철저히 닦고 교체.
- 환자의 혈액이나 체액에 오염된 것이 확인되면 그 즉시 소독제로 닦음.
- 환자가 사용하던 기구 중 다른 사람에게 다시 사용되는 재사용 기구는 모두 소독제에 담가 세정작업(소독제에 담글 수 없는 경우 알코올 등을 사용하여 닦음).
- 호흡기계 감염이 있는 직원은 가능한 한 출입을 제한하고 부득이한 경우 마스크를 착용한 후 출입.

● 기도흡인 관리
※ 산소마스크, 앰부백 등 산소장치는 환자마다 개별적으로 사용(사용 중 오염된 경우 교환).
※ 앰부백은 사용 시마다 알코올 솜으로 입구를 닦아 사용. 인공호흡기 사용 시 가습용 증류수는 멸균증류수 이용.
※ 인공호흡기에 부착된 분무기(nebulizer)와 그 외 부속품은 환자마다 개별적으로 사용(circuit 교환 시 함께 교환). 흡인기 배액통도 매 환자마다 소독 & 교환.
※ 기도흡인 전후 손 위생 실시. 흡인 시 멸균장갑 사용. 멸균 카데터는 무균으로 사용하고 매 흡인 시마다 교환.

● 유치도뇨관 관리
※ 관리
- 도뇨관은 삽입 후 폐쇄시스템 유지.
- 소변백은 항상 방광보다 낮게 유지하고, 바닥에 소변백이 닿지 않도록 함.
- 소변백은 정기적으로 깨끗한 수집용기로 비우고 환자마다 개별적으로 사용.
- 카테나 소변백을 조작할 때 손 위생 실시.
- 요도구 주변 청결은 하루에 한번 멸균식염수 또는 0.2% Chlorhexidine을 이용하여 실시.

※ 소변검체 채취
- 소변검체는 무균적으로 체취.
- 소량의 검체가 필요한 경우는 멸균장갑을 착용 후 sampling port를 10% 베타딘 소독제로 닦은 뒤, 멸균주사기를 이용하여 흡인.

- 말초정맥관 관리 : 말초정맥관 삽입일시 기재. 매 근무 시마다 삽입 부위의 피부상태 확인 등

- 중심정맥관 관리
  - 삽입 부위는 드레싱 건조상태 및 부착상태, 발적, 부종, 삼출물 등의 유무를 관찰, 기록.
  - 거즈드레싱은 2일, 투명필름 드레싱은 7일마다 교환, 오염이나 젖은 경우 즉시 교환.
  - 지속적으로 사용하지 않는 lumen은 매일 개방성을 확인.
  - 중심정맥관을 조작하기 전후 손 위생을 시행.
  - 투약 시 카테터 허브, 인젝션 캡을 70% 알코올 솜 또는 10% 베타틴(면역저하 환자) 소독제로 수회 문질러 닦음.

Issue & Issue

다제내성균 2명 추가 감염

지난주 다제내성균 감염이 의심됐던 2명의 환자에게서도 뉴델리 메탈로 베타락타메이즈_1(NDM_1)이 검출돼 보건당국이 주요 종합병원에 대해 긴급 감염방지 교육을 실시하는 등 대책 마련에 나섰다.

질병관리본부는 최근 수도권의 한 대형병원이 의뢰한 의심검체 2건을 검사한 결과, 2건 모두에게서 NDM_1유전자를 지닌 카바페넴 내성 장내세균(CRE)이 확인됐다고 14일 밝혔다. 이로써 국내 NDM_1감염자는 모두 4명으로 늘었다. 이번에 발견된 2명 환자는 9일 확진 판정을 받는 다른 2명의 환자와 같은 병원에 3개월 이상 입원해 있던 중증환자다. NDM_1은 여러 항생제를 투여해도 잘 죽지 않은 세균으로 현재 치료제가 두 종류

(콜리스틴 티거사이클린)밖에 없는 데다 신장병 등 기존 질환이 있는 경우 투여가 쉽지 않다는 점에서 중증환자에게 위험이 크다.

보건 당국 관계자는 "보균 상태인 60대 남성 환자에 대해 좀더 지켜보면서 항생제를 투약할지 검토 중"이라며 "감염자 주변에 있는 수십여 명의 입원 환자나 식수, 의료기구 등 주변 환경에 대해 역학조사를 실시한 결과, NDM_1균이 추가로 검출되지는 않았다"고 밝혔다. 감염 경로에 대해서는 4명의 환자가 같은 병원 내 3개의 중환자실에 있었던 것을 고려할 때 중환자실에서 감염된 것은 맞지만 모두 같은 시기에 있었던 게 아니어서 정확한 감염경로는 파악되지 않고 있다.

2010. 12. 14 한국일보

중환자실의 환경관리는 어떻게 하고 있습니까?

tip 병원의 중환자실 감염관리 규정의 환경관리(출입통제, 병상간격 유지 등)를 기억하세요!

중환자실에서 기도흡인 관리는 어떻게 하고 계십니까?

tip 병원의 중환자실 감염관리 규정에서 제시된 기도흡인 관리 절차(흡인 카데터 교환주기 등)
를 기억하세요!

감염관리

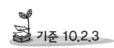

기준 10.2.3

내시경실 및 인공신장실 환자의 의료 관련 감염발생의 위험을 예방하기 위해 적절한 감염관리 활동을 수행한다.

조사항목 (S, P, O)	조사방법	유형	조사결과
1. 내사경실의 감염관리 규정이 있다.(S)	ST	A	□유 □무 □미해당
2. 규정에 따라 내시경 소독 시행을 관리한다.(P)	ST/IT	B	□상 □중 □하 □미해당
3. 규정에 따라 내시경 부속물을 관리한다.(P)	ST/IT	B	□상 □중 □하 □미해당
4. 규정에 따라 내시경을 소독한 후 보관한다.(P)	ST/IT	B	□상 □중 □하 □미해당
5. 인공신장실의 감염관리 규정이 있다.(S)	ST	A	□유 □무 □미해당
6. 규정에 따라 투석액/물 배양검사를 관리한다.(P)	ST/IT	B	□상 □중 □하 □미해당

기준 10.2.3은 내시경실과 인공신장실의 감염관리 규정을 마련하고 있고, 그에 따라 물품소독 및 보관, 투석액/물 배양검사 관리가 이루어지는지 조사하는 항목입니다.

- 내시경실 감염관리 규정
  - ※ 내시경 소독제, 소독시간, 소독제 농도, 소독주기, 일회용품 사용, 부속물 관리, 소독 후 보관 등 포함.
  - ※ 소독 후 내시경 보관법 (병원의 규정에 따름)
    - 내시경의 건조는 잘 마르도록 수직으로 세워서 보관.
    - 보관장 문은 항상 닫아 둠.
    - 내시경을 손상이나 오염으로부터 보호할 수 있도록 보관장 아래에 시트 등을 깔고 보관하며 시트는 매일 교환.
    - 소독이 완료된 것을 확인하는 라벨링을 함.
    - 보관장 바닥은 매일 소독제를 이용해 소독.
  - ※ 내시경 소독관리 : 2% glutaraldehyde 이용하여 복강경(Laparoscope)은 10~20분 이상 침적하고 위장내시경(Gastrointesinal Endoscope)은 4~20분 이상 침적함.
- 투석액/물 배영 검사 주기 (병원의 규정에 따름)
  - ※ 투석용수에 대한 미생물 검사는 적어도 월 1회 시행, 만약 교정범위를 벗어나면 해결될 때까지 매주 실시.

※ 투석용수나 투석액 공급체계가 새로 설치되거나 기존 시스템에 변화가 있는 경우 검사결과가 안정될 때까지 1달 동안 매주마다 검사 실시.

※ 역삼투압(R/O)이나 탈이온제(Deionizers) 이용 시 적어도 매년 화학적 모니터링을 실시.

※ 화학적 모니터링 검사는 최소 1년에 한 번 실시.

● 투석액/물 배양검사 관리 (병원의 규정에 따름)

※ R/O(reverse osmosis water) 수의 정규검사를 실시.

※ 투석액은 세균과 중금속이 없는 멸균수이어야 함.

※ R/O의 carbon, softner rinse는 매주 3회 R/O 기계가 자동적으로 수행.

※ 소금탱크 청소는 월 1회 시행.

※ 정수실 필터 교환은 월 1회 실시(이상 시 수시로 교환 가능).

Issue & issue

신장혈액투석 환자 진료환경 개선해야

투석치료의 경험이 없는 의료인에 의한 치료 행위와 영리 목적으로 무자격자가 의료기관의 소유권을 장악하는 등 불법 행위가 벌어지고 있다.

실제로 2010년 6월 보건복지부와 건강보험심사평가원에서 전국의 모든 인공신장실(621기관)에 대한 혈액투석 적정성 평가를 실시한 결과, 인력이나 시설, 장비 운영이 양호한 기관은 전체 인공신장실의 3분의 1에 불과했고, 투석을 전문으로 하는 의사가 없는 기관이 4분의 1이나 됐다고 한다.

투석환자를 전문적으로 치료하기 위해서는 인체 중요 장기에 대한 전문 지식이 있고, 투석환자 관련 임상교육 및 경험이 있는 의료진이 필수적이다. 대한신장학회는 이를 위해 투석전문의 제도를 오래전부터 시행하고 있다.

이에 따라 정부는 불법행위 등에 대한 제재 및 진료수가와 급여기준 등의 문제점에 대해 합당한 조치를 시행하고, 더불어 만성신부전증 환자들이 전문의에게 치료받을 수 있도록 우리 사회가 더욱 관심을 가져주기를 기대해 본다.

2011. 1. 11 부산일보

이곳에 **우리 병원 규정과 지침**을 붙여 보세요

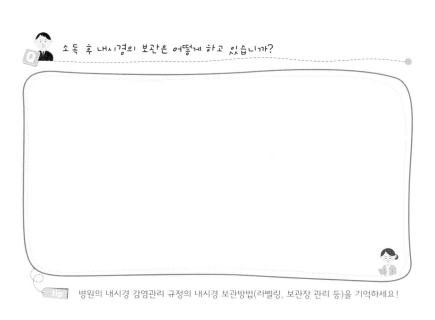

소독 후 내시경의 보관은 어떻게 하고 있습니까?

tip 병원의 내시경 감염관리 규정의 내시경 보관방법(라벨링, 보관장 관리 등)을 기억하세요!

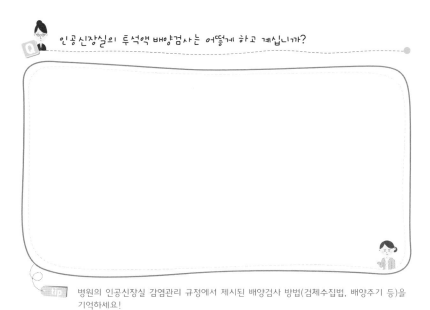

인공신장실의 투석액 배양검사는 어떻게 하고 계십니까?

tip 병원의 인공신장실 감염관리 규정에서 제시된 배양검사 방법(검체수집법, 배양주기 등)을 기억하세요!

감염 관리

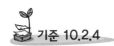

기준 10.2.4

적절한 기구의 세척, 소독, 멸균 및 세탁물관리를 통해 의료 관련 감염발생의 위험을 감소시키기 위해 노력한다.

조사항목 (S, P, O)	조사방법	유형	조사결과		
1. 기구세척, 소독, 멸균 및 세탁물 관리에 대한 감염관리 절차가 있다.(S)	ST	A	□유	□무	
2. 절차에 따라 사용한 기구의 세척 및 소독을 수행한다.(P)	ST/IT	B	□상	□중	□하
3. 절차에 따라 멸균기를 정기적으로 관리한다.(P)	ST/IT	B	□상	□중	□하
4. 절차에 따라 멸균물품을 보관한다.(P)	ST/IT	B	□상	□중	□하
5. 절차에 따라 세척 직원은 보호구를 착용한다.(P)	ST/IT	B	□상	□중	□하
6. 절차에 따라 오염세탁물을 적절하게 관리한다.(P)	ST/IT	B	□상	□중	□하

기준 10.2.4는 기구세척, 소독, 멸균 및 세탁물 관리 절차를 마련하고 있고 이에 따라 기구세척 및 멸균, 세탁물 관리가 이루어지고 있는지 조사하는 항목입니다.

- 기구의 세척, 소독, 멸균 및 세탁물 관리에 대한 감염관리 절차
  ※ 포함 내용
    - 오염원에 따른 사용 후 기구 수거방법
    - 기구세척 및 소독 : 오염원에 따른 세척 및 소독방법
    - 기구멸균 : 멸균기 관리, 멸균방법, 멸균물품 관리
    - 세척 직원의 보호구 착용 : 세척 시 보호장구(방수가운, 마스크, 장갑, 보안경)
    - 세탁물 관리 : 수집장소의 별도 구획, 오염세탁물의 분리, 수집용기의 적합성, 세탁물의 운반.
- 오염원에 따른 기구의 수거 방법
  ※ 일반환자 사용 기구 : 물로 세척 후 병원 지정 용기에 담아 공급실로 보냄.
  ※ 감염환자 사용 기구 : 0.2% 테고 용액에 20분 침적 후, 물로 세척하여 병원 지정 용기에 넣어 보냄.
  ※ CJD 등 격리환자 사용 기구 : 세척 및 부서 내 소독 절차를 거치지 않고 격리물품 이동 용기에 밀봉하여 공급실에 소독 의뢰.
- 오염원에 따른 세척 및 소독제 : 병원의 규정에 따라 시행(예 : 감염환자 사용 기구는 10% 테고 용액에 침적 후 멸균 의뢰).
- 멸균방법 : 고압증기멸균, EO 가스 멸균 등
- 오염된 물품을 반납하는 창구와 멸균, 소독이 완료된 물품을 수령하는 창구는 분리, 운영되어야 함.

- 멸균물품 관리
  - ※ 멸균물품 보관 시 적절한 온도, 습도를 유지하고 항상 문을 닫아 보관.
  - ※ 멸균물품을 정리할 때는 멸균품명과 유효날짜가 쉽게 보이도록 함(유효일자가 빠른 것이 앞이나 위에 위치하게 진열).
  - ※ 사용 전 포장상태를 점검하고 포장의 통합성이 깨진 제품은 사용하지 않음.
  - ※ 유효기간이 지난 제품은 재멸균 의뢰.
- 멸균기 관리
  - ※ 생물학적 표지자, 화학적 표지자 선택하여 적용.
- 오염세탁물 관리
  - ※ 오염세탁물 수집용기 : 뚜껑이 달린 용기 사용. 젖은 세탁물의 경우 새지 않도록 별도 수집용기 적용. 오염세탁물과 일반세탁물의 분리 보관을 위한 표시가 되어 있어야 함.
  - ※ 오염세탁물과 일반세탁물은 구분하여 이동하고 이동 시 밀봉상태를 유지하도록 함.

Issue & Issue

피고름 묻은 간호사복을 집에서 세탁 찜찜해

대학병원 등 상당수 대형병원에서 간호사복을 관련법 규정에 따라 소독 세탁처리 하지 않고 간호사가 직접 가정에서 세탁하고 있어 제도 개선이 시급하다는 지적이 일고 있다. 무엇보다 병동 간호사복을 병원에서 일괄 세탁처리 하지 않고 간호사가 가정에서 세탁할 경우 감염에 대한 우려가 크다.

A대학병원 외과병동의 한 간호사는 "병원에서 환자의 피나 고름가래 같은 오염물질이 묻은 간호사복을 세탁기로 탈수한 뒤 3살 된 딸의 옷을 빨 때는 상당히 찜찜하다"고 말했다.

그러나 상당수 병원들은 "일상적인 병동업무를 하는 간호사의 근무복이 환자 분비물로 오염돼 병원감염을 일으킨 사례는 보고된 바가 없기 때문에 간호직원의 옷은 오염세탁물로 보기 어렵다"는 이유로 병동 간호사복의 원내 세탁처리에 적극 나서지 않고 있다. 한편 병동 간호사복을 가정에서 세탁하는 것은 현행 '의료기관세탁물관리규칙'을 위반하는 것으로 처벌을 받을 수도 있다. 의료기관세탁물관리규칙에 따르면 의료기관에 종사하는 자와 진료받는 환자가 사용한 세탁물 중 전염성 물질에 오염됐거나 오염될 우려가 있는 오염세탁물은 시설 기준에 맞는 세탁물 처리시설에서 자체 처리해야 한다.

2010. 2. 8 코리아헬스로그

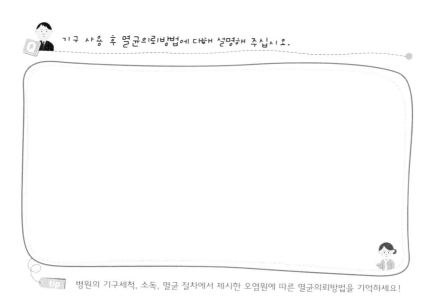

기구 사용 후 멸균의뢰방법에 대해 설명해 주십시오.

tip 병원의 기구세척, 소독, 멸균 절차에서 제시한 오염원에 따른 멸균의뢰방법을 기억하세요!

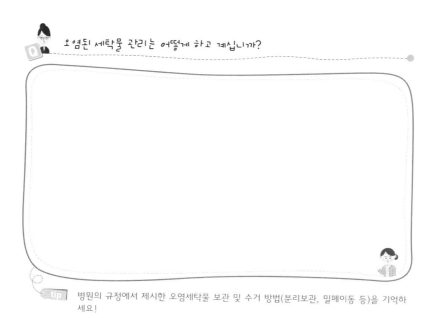

오염된 세탁물 관리는 어떻게 하고 계십니까?

tip 병원의 규정에서 제시한 오염세탁물 보관 및 수거 방법(분리보관, 밀페이동 등)을 기억하세요!

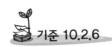

기준 10.2.6

전염성 질환으로부터 환자 및 직원을 보호하고, 면역저하 환자를
보호하기 위한 방어 및 격리 절차가 있다.

조사항목 (S, P, O)	조사방법	유형	조사결과		
1. 전염성 질환의 격리 절차가 있다.(S)	ST	A	□유 □무		
2. 역격리(보호격리) 절차가 있다.(S)	ST	A	□유 □무		
3. 격리환자를 위해 적절한 격리실을 제공한다.(P)	ST/IT	B	□상 □중 □하		
4. 응급실 내원 시부터 격리 절차를 적용한다.(P)	ST/IT	B	□상 □중 □하		
5. 환자, 가족 및 직원들에게 격리환자에 대한 교육을 실시한다.(P)	ST/IT	B	□상 □중 □하		

기준 10.2.6은 전염성 질환의 격리 절차와 역격리 절차를 마련하고 있으며, 이를 업무에 적용하
여 환자, 보호자, 직원을 대상으로 한 교육이 이루어지고 있는지 조사하는 항목입니다.

● **전염성 질환의 격리 절차**
  ※ 격리가 필요한 전염성 질환 : 공기매개 감염병 즉 결핵, 수두, 홍역 등 공기 또는 비말핵 등
    을 매개로 호흡기를 통해 전염되는 감염병.
  ※ 격리환자로 확인이 되면 격리표시(차트와 병실에 감염스티커 부착)를 하고 음압시설이 있
    는 격리실로 이동시키고 환자와 보호자에게 격리교육 실시.
  ※ 마스크를 하도록 하고 필요 물품을 격리실 내에 비치. 의료진은 마스크 착용과 격리실 출
    입 전후 손 위생을 실시.
  ※ 쓰레기와 린넨은 지침에 따라 분리수거를 실시하고, 퇴원 병실은 지정된 소독제로 소독.
  ※ 격리지침 : 전파 경로에 따라 표준주의, 공기주의, 비말주의, 접촉주의 등을 적용.

● **역격리의 절차**
  ※ 질병, 상처, 면역억제제 사용으로 감염에 대해 정상적인 신체 방어력이 낮아진 대상자(백혈
    병, 광범위 화상, 이식수술 대상자, 화학요법 대상자, 방사선요법 대상자, 후천성면역결핍증
    후군(AIDS) 등)
  ※ 보호격리 안내문 부착, 준비물품(마스크, 손소독제, 가운, 장갑 등) 준비.
  ※ 격리병실 출입 시 : 마스크를 착용하고 손 위생 실시 후 출입하여 소독된 가운과(필요 시)
    비닐장갑을 착용.
  ※ 병실 나오기 전 가운, 장갑을 벗고 손을 씻은 후 마스크를 벗음.
  ※ 주의사항
    － 타인과 신체적 접촉은 피하고, 접촉해야 할 경우 보호자나 의료인은 손 위생 후 접촉.
    － 병실 밖으로 이동할 경우 마스크 착용(보호자도 함께 착용).

- 침습과정을 최소화하고, 침습기구(카테터, 튜브 등)는 상태가 회복되는 즉시 제거.
- 꽃과 화분은 병실 반입 금지.

● 응급실
※ 급성결핵, 수두, 홍역 등 공기감염 질환 환자가 내원 시, 보호자와 의료인은 마스크를 착용, 손 위생 수행.
※ 결핵 의심 환자 응급실 내원 시, 공기격리에 준해 음압병실에서 N96 마스크를 착용, 응급조치 시행.
※ 전실 시 환자에게 수술용 마스크를 착용, 전실 후 병실 공기가 충분히 교환되도록 밀폐.

Issue & Issue

무균실, 격리실 운영에 구멍 숭숭

신종플루나 슈퍼박테리아(다제내성 바이러스) 등으로 의료기관 내 무균실 및 격리실 사용 등이 중요시되고 있지만, 우리나라 보건당국은 이에 대한 관리기준조차 두고 있지 않은 것으로 나타났다.

자료에 따르면 무균실은 서울대병원 등 종합병원급 의료기관 52곳, 국군수도병원 등 병원급 의료기관 2곳에서 운영하고 있으나 복지부는 무균실의 설치 및 사용에 관한 관리기준을 두고 있지 않다.

작년에 이어 올해에도 신종플루 등으로 사망자가 속출하고 있음에도 불구하고 복지부는 물론 의료기관에서조차 무균실에 대한 개별 관리기준이나

가이드라인조차 마련하고 있지 않았으며, 의료기관 평가 항목에도 이에 대한 기준이 없는 것으로 드러났다. 무균실과 격리실 모두 설치된 의료기관은 종합병원급이 41곳이고, 병원급은 2곳에 달했다.

국회 보건복지위원회 소속 한나라당 최경희 의원은 의원은 "의료기관 내 무균실이나 격리실 설치 및 관리에 대한 별도의 기준을 두고 있지 않아 환자들은 오직 병원시설에만 의존해야 한다"며 "일정 수준의 무균실이나 격리실의 시설 및 장비 등을 마련한다면 의료의 질 향상은 물론 환자의 만족도도 커질 것"이라고 말했다.

2011. 1. 14 헬스코리아뉴스

감염 관리

이곳에 **우리 병원 규정과 지침**을 붙여 보세요

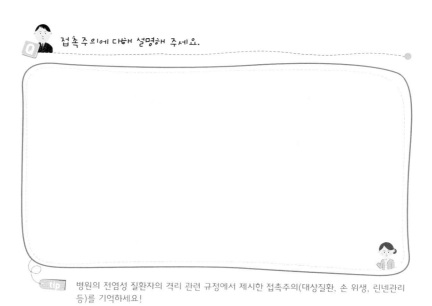

Q 접촉주의에 대해 설명해 주세요.

tip 병원의 전염성 질환자의 격리 관련 규정에서 제시한 접촉주의(대상질환, 손 위생, 린넨관리 등)를 기억하세요!

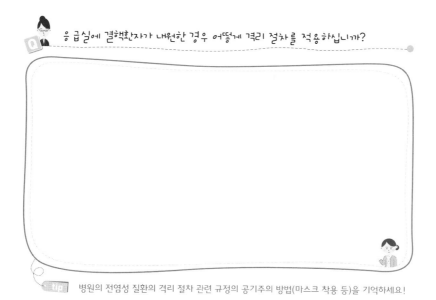

Q 응급실에 결핵환자가 내원한 경우 어떻게 격리 절차를 적용하십니까?

tip 병원의 전염성 질환의 격리 절차 관련 규정의 공기주의 방법(마스크 착용 등)을 기억하세요!

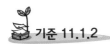

기준 11.1.2

중환자실과 응급실의 시설, 의료기기, 위험물질에 대한 안전관리 계획을 세우고, 수행한다.

조사항목 (S, P, O)	조사방법	유형	조사결과
1. 중환자실 시설, 의료기기, 위험물질에 대한 안전관리 계획이 있다.(S)	ST	A	☐유 ☐무 ☐미해당
2. 중환자실, 시설, 의료기기, 위험물질에 대한 안전관리 계획에 따라 관리한다.(P)	ST	C	☐상 ☐중 ☐하 ☐미해당
3. 응급실 시설, 의료기기, 위험물질에 대한 안전관리 계획이 있다.(S)	ST	A	☐유 ☐무 ☐미해당
4. 응급실 시설, 의료기기, 위험물질에 대한 안전관리 계획에 따라 관리한다.(P)	ST/IT	C	☐상 ☐중 ☐하 ☐미해당

기준 11.1.2는 중환자실과 응급실의 시설, 의료기기, 위험물질에 대한 안전관리 계획을 수립하고 있으며 이에 따라 관리하고 있는지 조사하는 항목입니다.

- 중환자실과 응급실 시설, 의료기기, 위험물질에 대한 안전관리 계획

  ※ 중환자실과 응급실의 주요시설 및 위험물질, 의료기기의 목록을 관리하여야 함.
    예) HEPA filter system, 격리시설(음압 시스템 등), 의료가스 시설, 고위험물질(아세톤 등) 등

  ※ 주기적인 점검 및 정도 관리가 병원의 규정에 따라 주관 부서에 의뢰하여 이루어져야 함.

  ※ 의료기기는 위험도에 따라 예방점검 주기를 설정하여 관리해야 하며 사용자 교육을 계획적으로 진행해야 함.

  ※ 의료기기 중 저위험 의료기기는 보유하고 있는 부서에서 예방점검을 시행하며 문제 발생 시 주관 부서에 수리를 병원의 관련 규정에서 제시하는 절차에 따라 처리.

  ※ 위험물질 관리 : 병원의 규정에 따라 위험물질관리 주관 부서에서 제공한 관리 매뉴얼에 따라 관리하고 위험물질 노출 시 행동요령을 숙지하고 대처해야 함.
    – 위험물질은 지정된 장소에 지정된 용기에 담아 보관해야 함.
    – 위험물질 사용자는 반드시 사용 시 주의사항과 노출 시 행동요령을 교육받아야 함.
    – 위험물질에 노출 시 절차에 따라 위험물질을 처리, 응급조치를 받을 수 있어야 함.

Q 중환자실에서 보관하고 있는
위험물질의 종류와 노출 시 대처요령에 대해 설명해 주세요.

tip 병원의 중환자실 안전관리 규정에서 제시한 위험물질 노출 시 대처요령(응급처치 등)을 기억하세요!

Q 응급실의 의료기기 예방점검은 어떻게 하고 계십니까?

tip 병원의 의료기기 예방점검 관리 규정에서 제시한 점검 대상 의료기기 및 주기 등을 기억하세요!

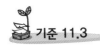

기준 11.3

환자의 안전을 위한 보안체계를 갖추고 적절하게 운영한다.

조사항목 (S, P, O)	조사방법	유형	조사결과		
1. 환자안전을 위한 보안체계가 있다.(S)	ST	A	□유	□무	
2. 환자안전을 위한 보안계획을 수립한다.(P)	ST	A	□유	□무	
3. 환자안전을 위한 통제구역을 지정하고 모니터링한다.(P)	ST	B	□상	□중	□하

기준 11.3은 환자안전을 위한 보안체계를 마련하고 있고, 그에 따라 보안계획을 수립, 통제구역
지정 및 모니터링을 절차에 따라 이행하고 있는지 조사하는 항목입니다.

- 보안체계
  ※ 보안요원은 병원을 출입하는 내원객을 모니터링하고 통제.
  ※ 환자의 안전한 치료를 위해 면회시간을 방송·공지함으로써 면회객을 제한.
  ※ 보안요원은 수시로 병원을 순회하여 보안사고 발생을 미연에 방지.

- 분실 및 도난예방
  ※ 입원환자는 잠금장치가 있는 보관장에 소지품을 보관.
  ※ 다량의 현금 및 고가의 귀중품은 지참하지 않도록 함.
  ※ 응급환자, 소지품 관련 의사결정을 할 수 없는 환자의 소지품은 보관증을 작성하여 담당
    간호사가 관리.
  ※ 보안요원의 반입, 반출 물품 관리를 통해 도난방지.
  ※ 환자 및 보호자에게 입원생활 안내 시 분실 및 도난예방을 위한 교육 실시.

- 아동 유괴 방지
  ※ 신생아, 영아의 유괴 방지를 위해 지정된 유니폼과 신분증을 착용하여 직원과 부모가 환자
    이송 요원의 신분을 확인할 수 있어야 함.
  ※ 신생아실은 신원을 확인 후 출입 허용.
  ※ 직접적인 감독자 없이 현관이나 복도에 아동이나 아기가 방치되지 않도록 해야 함.
  ※ 아기를 옮길 때는 한 번에 한 명씩 이동 해야 함.
  ※ 신생아의 이동 시 반드시 요람을 이용. 신생아의 신분을 알 수 있는 라벨 부착.
  ※ 미아 발생 시, 보안요원은 즉시 원내방송을 통해 미아 발생을 전 병원에 알리고 각 출입구
    를 통제하며 병원의 구역별 미아 확인 시행.

- 통제구역 모니터링
  ※ 응급센터는 출입구에 24시간 보안요원이 상주(출입자 통제 및 유사시 의료진 보호와 그 외
    기타 지원).

※ 수술실은 지문 인식기를 사용하여 등록된 사람만이 출입 가능.

※ 지문 인식기에 등록되지 않은 사람의 경우 수술실 입구에서 신분 확인 후 출입자 대상에 기록을 남겨서 출입을 허용받고, 방문증을 패용해야 함.

※ 수술실의 중앙 감시 컴퓨터는 24시간 모니터링 시행.

※ 중환자실, 신생아실은 평소 잠금장치를 통해 외부인의 출입을 통제.

※ 면회 등으로 인한 외부인의 출입 시에는 보안요원이 신분을 확인하고 출입자 대장에 기록을 남긴 후 출입을 허용.

Issue & Issue

'출입자유, 잠금장치 허술' 병원 노리는 절도범

도심 병원 상당수가 출입은 자유로운 반면 잠금장치가 허술해 절도범들의 손쉬운 표적이 되고 있다.

광주 북부경찰서는 16일 병실에 침입해 금품을 훔쳐 온 A씨(22)를 특가법상 상습절도 혐의로 붙잡아 조사중이다.

A씨는 지난달 5일 새벽 2시30분께 광주 북구 두암동 한 병원 입원실에 들어가 환자 B씨(30 · 여)의 지갑(30만원 상당)을 가지고 나오는 등 지난 4일까지 한 달여 동안 광주권 병원을 돌며 모두 10회에 걸쳐 230만원 상당의 금품을 훔친 혐의. 앞선 14일 광주 남부경찰도 광주 일대 병원을 돌며 금품을 훔친 C씨(31)를 절도 혐의로 구속했다.

C씨는 지난달 13일 오후 1시30분께 광

주 남구 한 병원 진료실에 들어가 책상에서 현금 10만원이 든 이 병원 간호사 D씨(26 · 여)의 지갑을 훔치는 등 이같은 방법으로 모두 9차례에 걸쳐 420만원 상당의 금품을 훔친 혐의다. C씨는 병원 출입이 자유로운 점을 노려 이같은 짓을 벌인 것으로 조사결과 밝혀졌다.

경찰 관계자는 "시간에 관계없이 누구나 출입이 가능하고 입퇴원, 치료 목적 이동 등 자리를 비우는 경우가 많은 병원 특성을 노린 절도범죄가 기승을 부리고 있다"며 "병원과 환자 스스로 보안의식을 높일 필요성이 있다"고 강조했다.

2011. 2. 16 뉴시스

이곳에 **우리 병원 규정과 지침**을 붙여 보세요

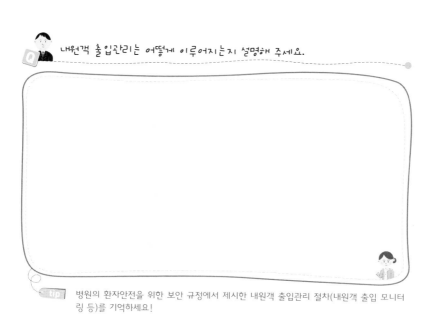

Q 내원객 출입관리는 어떻게 이루어지는지 설명해 주세요.

tip 병원의 환자안전을 위한 보안 규정에서 제시한 내원객 출입관리 절차(내원객 출입 모니터링 등)를 기억하세요!

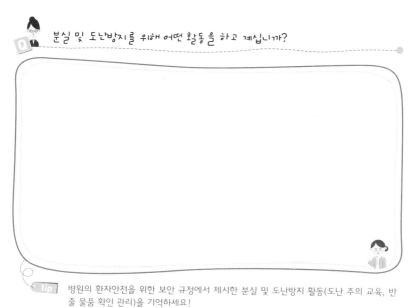

Q 분실 및 도난방지를 위해 어떤 활동을 하고 계십니까?

tip 병원의 환자안전을 위한 보안 규정에서 제시한 분실 및 도난방지 활동(도난 주의 교육, 반출 물품 확인 관리)을 기억하세요!

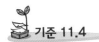

기준 11.4

위험물질 관리를 위한 계획을 설계하고 수행한다.

조사항목 (S, P, O)	조사방법	유형	조사결과		
1. 위험물질 목록이 있다.(S)	ST	A	□유	□무	
2. 위험물질 목록을 정기적으로 관리하고 예방점검을 수행한다.(P)	ST	B	□상	□중	□하
3. 위험물질 안전관리 계획을 수립한다.(P)	ST	A	□유	□무	
4. 계획에 따라 위험물질 안전관리를 수행한다.(P)	ST	B	□상	□중	□하

기준 11.4는 위험물질의 목록을 마련하고 있고, 이를 정기적으로 관리하며 예방점검이 이루어지는지, 안전관리 계획을 세우고 수행하는지 조사하는 항목입니다.

- **위험물질 목록 및 관리**
  - ※ 위험물질(산업안전보건법 참조) 목록은 별도로 마련.
  - ※ 해당 목록은 의료기관에서 자체적으로 필요하다고 인정되는 위험물질을 포함.
  - ※ 치료 및 수술 중에 발생하는 의료폐기물에는 격리의료폐기물, 위해의료폐기물, 일반의료폐기물이 포함.

- **의료폐기물**

- **전용용기 사용**
  - ※ 의료폐기물은 전용용기에 "사용 개시 연월일자"를 기재하고 폐기물이 발생한 때부터 전용용기에 투입, 밀폐 포장하여 보관기간 이내 배출.
  - ※ 전용용기는 사용 중일 때에는 전용용기 내부의 폐기물이 노출되지 않도록 하여야 하며, 사용이 종료된 때에는 내부합성수지 주머니를 밀봉하고 외부용기를 밀폐 포장하여 보관장소에 보관.
  - ※ 환경부장관이 고시하는 검사기준에 따라 검사한 용기만 사용.
  - ※ 의료폐기물의 전용용기는 재사용해서는 안 됨.

- **의료폐기물 분리 배출 시 주의사항**
  - – 전용용기에 넣어 밀폐 포장하여 보관기간 내에 배출.
  - – 전용용기 겉면에 사용 개시 일자를 반드시 기재.
  - – 일반쓰레기와 혼합되지 않도록 분리 배출.
  - – 폐기물관리법을 준수하여 위생적이고 안전하게 처리.

이곳에 우리 병원 규정과 지침을 붙여 보세요

Q 의료폐기물 분리배출은 어떻게 이루어지는지 설명해 주세요.

tip 병원의 의료폐기물 관리 관련 규정에서 제시하는 분리배출 절차를 기억하세요!

Q 유해화학물질의 안전한 사용은 어떻게 하고 계십니까?

tip 병원의 의료폐기물 관리 관련 규정에서 제시하는 유해화학물질의 안전한 사용을 기억하세요!

안전 관리

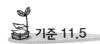

기준 11.5

지역사회에서 발생할 수 있는 비상사태, 전염병, 자연재해 대응을 위한 비상계획을 수립하고, 대비책에 대한 평가를 한다.

조사항목 (S, P, O)	조사방법	유형	조사결과
1. 재난관리 계획이 있다.(S)	ST	A	□유 □무
2. 최소 1년에 1회 재난관리 계획에 따라 모의훈련을 수행한다.(P)	ST	B	□상 □중 □하

기준 11.5는 의료기관에 재난관리 계획을 수립하고 있고, 이를 규정대로 수행하는지 조사하는 항목입니다.

* 재난관리 계획

  ※ 재난의 유형
    - 자연재난 : 태풍, 홍수, 호우, 폭풍, 해일, 폭설, 가뭄, 지진, 황사, 적조 그 밖에 이에 준하는 자연 현상으로 인하여 발생하는 재해.
    - 인위적 재난 : 화재, 붕괴, 폭발, 교통사고, 화생방사고, 환경오염사고 그 밖에 이와 유사한 사고로 대통령령이 정하는 규모 이상의 피해.
    - 기반재난 : 에너지, 통신, 교통, 금융, 의료, 수도 등 국가 기반체계의 마비 및 확산 등으로 인한 피해.
    - 전염병 : 전염성을 가진 병들을 통틀어 이르는 말. 세균, 바이러스, 진균, 스피로헤타, 원충 따위의 병원체가 다른 생물체에 옮아 집단적으로 유행하는 병들을 의미.

  ※ 재난관리 계획
    - 지역사회에서 발생할 수 있는 재난의 규모에 따라 단계를 설정.
    - 재난관리 계획은 재난의 규모에 따라 병원의 의료진과 시설 및 물품 등을 고려하여 계획을 수립. 그 이상의 재난환자가 발생하였을 경우에는 유관기관 및 협력병원 등과 협의하여 대처.
    - 지역사회 재난발생 대응교육 훈련은 연 1회 이상 실시.

Q 병원의 재난발생 시 관리 절차를 설명해 주세요.

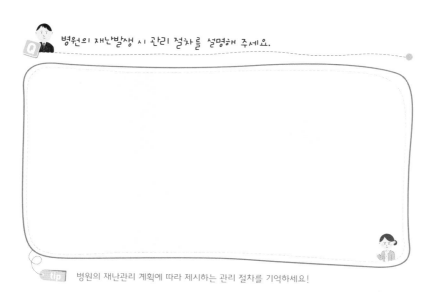

tip 병원의 재난관리 계획에 따라 제시하는 관리 절차를 기억하세요!

Q 재난 대비 모의훈련을 어떻게 받으셨습니까?

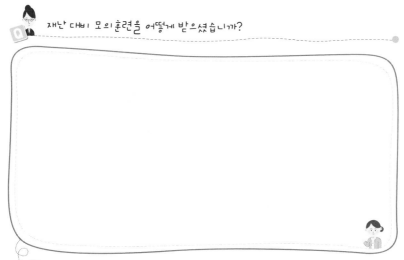

tip 병원의 재난관리 계획 상 모의훈련(횟수, 방법 등)은 어떻게 받으셨습니까?

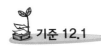

기준 12.1

의료정보/의무기록에 대한 규정이 있고, 규정에 따라 업무를 수행한다.

조사항목 (S, P, O)	조사방법	유형	조사결과
1. 의료정보/의무기록 관리 규정이 있다.(S)	ST	A	□유 □무
2. 규정에 따라 의무기록의 형식과 내용을 관리한다.(P)	ST	C	□상 □중 □하
3. 규정에 따라 의료정보/의무기록의 접근을 제한하고 관리한다.(P)	ST/IT	B	□상 □중 □하
4. 규정에 따라 의무기록 사본 발급을 관리한다.(P)	ST/IT	B	□상 □중 □하
5. 규정에 따라 의무기록 대출, 열람 및 반납을 관리한다.(P)	ST/IT	B	□상 □중 □하

기준 12.1은 의료정보/의무기록 관련 규정을 수립하고 있고 이를 업무에 적용하는지 조사하는 항목입니다.

- 의무기록
  - ※ 의사, 간호사, 의료기사 등의 의료직 종사자가 환자의 진료에 관한 각종 정보를 소정의 양식에 기록한 문서.
  - ※ 이를 보관하기 위한 마이크로필름, 광파일 형태, 전자적으로 작성된 의무기록의 자료 및 전자의무기록 포함.

- 의무기록 정보제공
  - ※ 정보제공자는 요청자 정보, 사용용도, 검색기간, 상세필요내용, 지표정의, 희망수령일, 해당부서장 또는 교수의 결재 확인.
  - ※ 요청내용에 따라 정보제공이 불가한 경우에는 정보제공을 하지 않을 수 있으며, 불가사유를 즉시 사용자에게 통보.
  - ※ 개인정보가 포함된 정보제공 시 '문서암호화'를 설정하고 패스워드를 지정하여 제공, 패스워드는 내부결정에 의하여 통일된 암호원칙으로 제공.

- 의무기록 사본발급
  - ※ 주치의사와 면담 – 의무기록사본발급신청서 작성 – 구비서류 확인 – 사본발급 – 수납
  - ※ 구비서류
    - 환자 본인 : 신분증
    - 환자의 친족 : 신청자 신분증, 가족관계증명서, 동의서, 환자 신분증 사본
    - 환자가 지정한 대리인 : 신청자 신분증, 동의서, 위임장, 환자 신분증 사본

- 환자 사망 시 : 신청자 신분증, 가족관계증명서, 사망 사실 확인서류
- 환자 의식불명 또는 중증질환 등 : 신청자 신분증, 가족관계증명서, 의식불명 또는 중증질환 확인서류(진단서 등)
- 행방불명 : 신청자 신분증, 가족관계증명서, 행방불명 확인서류
- 의사무능력자 : 신청자 신분증, 가족관계증명서, 의사무능력자 확인서류(진단서, 법원금치산 선고 결정문 사본 등)

의무기록 대출, 열람 및 반납 관리

※ 의무기록 열람
- 의료기관에서 정하는 의무기록 접근 권한에 따라 의무기록의 열람이 가능.
- 전 직원을 대상으로 환자 정보의 중요성 및 절차에 대한 교육을 시행.
- 의무기록 열람 신청을 절차에 따라 시행.
- 환자의 의무기록 열람은 주치의와 관련 의료진, 환자 본인만이 가능하며 그 외 사람들은 의무기록 열람 신청 절차를 밟아야 함.

※ 의무기록 대출
- 의무기록 대출자는 신분증을 의무기록실에 제시하고 의무기록대출신청서를 작성(대상 환자 이름, 병록번호, 대출목적, 대출기간을 기록)
- 의무기록 대출장부에 대출날짜, 기간, 대출자의 성명, 소속부서, 사번을 기록.
- 대출승인이 완료되면 의무기록실에서 환자의 의무기록을 수령하여 열람.
- 대출자는 대출목적 외에는 환자의 의무기록을 사용하여서는 안 되며, 타인에게 공개되지 않도록 주의.
- 의무기록 열람이 끝나면 의무기록실에 직접 반납하고 의무기록 수령자로부터 의무기록대출장부에 의무기록 반납확인 사인을 받음.

구멍 뚫린 정보보안 다음 차례는?

지난 4월 12일 농협 전산망이 마비됐다. 금융거래가 중단됐고 고객들의 불편이 이어졌다.

대형병원에서 농협 사태와 같은 전산망 마비사태가 발생하면 더 큰 문제가 불거질 수 있다. 병원에서 다루는 환자의 정보는 환자의 건강정보 및 병력관리와 같은 민감한 개인정보들이다. 이러한 개인정보가 유출될 경우 심각한 정보 침해가 발생할 수 있다. 최악의 경우 업무가 마비되어 환자의 투약이나 수술 등 치료가 불가능해질 수 있다. 생명과 직결된 만큼 문제가 커질 수 있다는 것이다.

실제로 2006년 서울 시내 한 대학병원에서 근무하던 직원이 퇴사하는 과정에 불만을 품고 해당 병원 의료정보시스템을 해킹한 사례가 있었다. 당시 입원환자 기록 등 중요 전산자료가 삭제되고 병원업무가 한동안 마비되어 혼란을 겪었다. 저장해 둔 데이터로 복구작업을 해 최악의 상황은 막을 수 있었지만 병원 업무에 큰 차질을 빚었다.

보안업체 에이쓰리시큐리티의 박세현 부장은 "병원의 특성상 의사결정 주체가 의료진이어서 보안에 대한 의식이 낮을 수밖에 없다"며 "그러다 보니 보안에 대한 투자비용도 낮고, 보안담당 실무전담자도 없는 상태"라고 지적했다. 박 부장은 "일단 보안담당 전담인원은 꼭 있어야 하고, 시스템 측면에서 보안시스템 DB 암호화부터 이행되어야 한다"고 말했다.

2011. 4. 18 주간경향

이곳에 우리 병원 규정과 지침을 붙여 보세요

Q 의무기록사본 발급 절차는 무엇입니까?

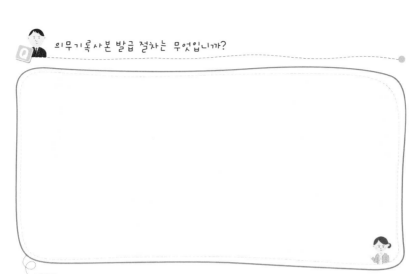

tip 병원의 의료정보/의무기록 관리 규정에 따라 사본 발급 절차를 기억하세요!

Q 의무기록 대출, 열람 및 반납은 어떻게 하십니까?

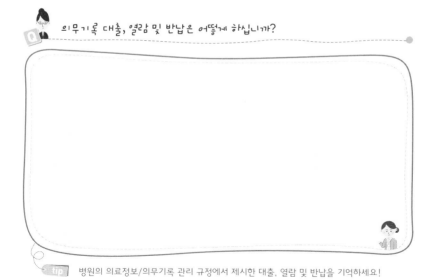

tip 병원의 의료정보/의무기록 관리 규정에서 제시한 대출, 열람 및 반납을 기억하세요!

Memo

인증제 대비를 위한 실전 훈련 다이어리

SMART
의료기관 인증제 워크북

엮은이 | 나혜령 · 김나리

펴낸날 | 초판 1쇄 2011년 6월 1일
　　　　 초판 3쇄 2012년 6월 1일

펴낸곳 | ㈜청년의사
펴낸이 | 양경철
만든이 | 김영희
출판신고 | 제313-2003-305호(1999년 9월 13일)
주　소 | (121-829) 서울시 마포구 상수동 324-1 한주빌딩 4층
전　화 | 02-2646-0852
팩　스 | 02-2643-0852
이메일 | books@docdocdoc.co.kr
홈페이지 | www.docdocdoc.co.kr

ISBN　978-89-91232-38-9　13510